Qualidade em
estabelecimentos
de saúde

OBRA ATUALIZADA CONFORME
O **NOVO ACORDO ORTOGRÁFICO**
DA LÍNGUA PORTUGUESA.

Dados Internacionais de Catalogação na Publicação (CIP)
(Jeane Passos Santana – CRB 8a/6189)

Czapski, Cláudio André
  Qualidade em estabelecimentos de saúde / Cláudio André Czapski. – 3ª ed. rev. – São Paulo : Editora Senac São Paulo, 2014. – (Série apontamentos)

  ISBN 978-85-396-0713-6

  1. Estabelecimentos de saúde – Controle de qualidade I. Título II. Série.

14-216s   CDD-362.10685

Índices para catálogo sistemático:

1. Estabelecimentos de saúde : Programas de qualidade : Bem-estar social   362.10685

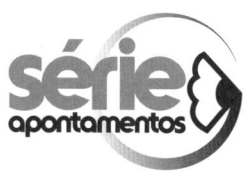

Qualidade em estabelecimentos de saúde

CLÁUDIO ANDRÉ CZAPSKI

3ª edição revista

Editora Senac São Paulo – São Paulo – 2014

ADMINISTRAÇÃO REGIONAL DO SENAC NO ESTADO DE SÃO PAULO
Presidente do Conselho Regional: Abram Szajman
Diretor do Departamento Regional: Luiz Francisco de A. Salgado
Superintendente Universitário e de Desenvolvimento: Luiz Carlos Dourado

EDITORA SENAC SÃO PAULO
Conselho Editorial: Luiz Francisco de A. Salgado
Luiz Carlos Dourado
Darcio Sayad Maia
Lucila Mara Sbrana Sciotti
Jeane Passos Santana

Gerente/Publisher: Jeane Passos Santana (jpassos@sp.senac.br)
Coordenação Editorial: Márcia Cavalheiro Rodrigues de Almeida (mcavalhe@sp.senac.br)
Thaís Carvalho Lisboa (thais.clisboa@sp.senac.br)
Comercial: Marcelo Nogueira da Silva (marcelo.nsilva@sp.senac.br)
Administrativo: Luís Américo Tousi Botelho (luis.tbotelho@sp.senac.br)

Preparação de Texto: Ronaldo Duarte Rocha
Revisão de Texto: Edna Viana, Ivone P. B. Groenitz, Luiza Elena Luchini
Projeto Gráfico, Editoração Eletrônica e Capa: RW3 Design
Impressão e Acabamento: Graphium Editora Ltda.

Proibida a reprodução sem autorização expressa.
Todos os direitos desta edição reservados à
Editora Senac São Paulo
Rua Rui Barbosa, 377 – 1º andar – Bela Vista – CEP 01326-010
Caixa Postal 3595 – CEP 01060-970 – São Paulo – SP
Tel. (11) 2187-4450 – Fax (11) 2187-4486
E-mail: editora@sp.senac.br
Home page: http://www.editorasenacsp.com.br

© Cláudio André Czapski, 1999

Sumário

Nota do editor 7
Agradecimentos 9
Apresentação 11
  1. Qualidade? Que qualidade? 13
  2. Qualidade *versus* padronização 19
  3. Assimetria de informação e conflito de interesses ... 23
  4. Motivações econômicas e modelos 33
  5. Qualidade na atenção individual *versus* qualidade no sistema de saúde 39
  6. A questão do envelhecimento 43
  7. Qualidade: processo dinâmico 47
  8. Ciclo da qualidade no sistema de saúde 51
  9. Gente 57
10. Os gurus da qualidade 61
11. O processo analítico 65
12. Problemas *versus* projetos: a dimensão tempo 75
13. Problemas, problemas, problemas... E a qualidade? 79
14. As relações entre profissionais e empresas 83
15. Terceirização, quarteirização, descentralização... Parceria 85
16. Impacto sobre a qualidade 89
17. O contexto brasileiro 91
18. As relações entre profissionais da saúde 95

19. O Senac e a qualidade 97
20. O programa de qualidade 103
21. A proposta 105
22. O Programa 5-S: conceitos 119
23. O Programa 5-S: a experiência do
    Senac/Vanzolini 123
24. Segunda etapa: a certificação de processos 133
25. Questões críticas para implantar projetos de
    qualidade 149
26. Resultados 155
Índice geral 159

Nota do editor

Longe de pretender ser um tratado sobre a qualidade em geral ou sobre a qualidade em saúde, este livro relata algumas experiências e reflexões sobre programas de qualidade em estabelecimentos de saúde em São Paulo, a partir da vivência do Senac, instituição que vem, há muitos anos, dedicando esforços à formação e ao aprimoramento de recursos humanos, notadamente na área de saúde, e recentemente ampliou seu suporte aos estabelecimentos afins por meio de programas de qualidade.

Qualidade em estabelecimentos de saúde inicia com a discussão sobre a conceituação de qualidade, dedicando dezoito capítulos ao tema. Prossegue relatando a experiência do Senac e a postura da entidade em estabelecer projetos de envergadura relacionados à qualidade em estabelecimentos de saúde. Finalmente, os últimos capítulos abordam as recomendações para implantar um programa de qualidade, bem como os pré-requisitos organizacionais e pontos críticos a considerar, ponderando ainda sobre os resultados exequíveis. Complementando, um índice geral auxilia o leitor em buscas específicas dentro do tema. Este é mais um título do Senac São Paulo dirigido a profissionais e estudantes preocupados com a meta final de toda a sociedade, que é a qualidade de vida.

Agradecimentos

Dedico este livro a todos os profissionais atuantes na área da saúde, que muitas vezes, em horários de trabalho "roubados" da própria família, dão conforto, carinho e apoio ao paciente.

Em especial quero expressar meu reconhecimento às equipes participantes do programa de qualidade desenvolvido pela área de Educação em Saúde do Senac São Paulo e pela Fundação Carlos Alberto Vanzolini, que conseguiram, nos mais variados meios e condições de trabalho, mostrar que o caminho é árduo mas possível, e que os frutos colhidos são compensadores.

Na impossibilidade de relacionar todas as pessoas envolvidas com o trabalho, agradeço, também, aos coordenadores em nome de todos:

Área de educação em saúde do Senac São Paulo
- Cláudio Luiz de Souza Silva – coordenador-geral
- Ana Lúcia Zanovello – coordenadora do programa e equipe

Fundação Carlos Alberto Vanzolini
- Melvin Symbalista – coordenador-geral
- Osnir Simonatto – coordenador do programa e equipe

INSTITUIÇÕES DE SAÚDE PARTICIPANTES

Instituição	Representantes
Instituto Central do Hospital das Clínicas	Pubenza Lopez Castelhano e equipe
Hospital Unimed Sorocaba	Lenira Swain Muller Tritapepe e equipe
Hospital Unimed Araras	Domingos Savio Duarte e equipe
Direção Regional de Saúde de Osasco	Doutor Didier Roberto Torres Ribas e equipe
Complexo Hospitalar Padre Bento	Doutora Vera Lúcia Gomes e equipe
Hospital e Maternidade Voluntários	Francisco Antonio Tortorelli e equipe
Casa de Saúde Santa Marcelina	Giuseppina Raineri, Ulisses Doria Filho e equipe
Instituto de Oftalmologia Tadeu Cvintal	Doutor Tadeu Cvintal, Sodynir Lianza e equipe

Apresentação

Este livro não tem a pretensão de ser um tratado sobre a qualidade em geral ou sobre qualidade em saúde, mas tão somente relatar algumas reflexões e experiências de programas de qualidade em estabelecimentos de saúde em São Paulo, com o intuito de estimular o leitor a pensar um pouco sobre o assunto, suas possibilidades, dificuldades e limitações, principalmente se estiver diante da decisão de conduzir um projeto desta natureza.

A base do trabalho está centrada sobre a experiência do Senac, há muitos anos dedicando esforços à formação e ao aprimoramento de recursos humanos na área da saúde, e mais recentemente preocupado em ampliar seu suporte aos estabelecimentos de saúde por meio de programas de qualidade.

Em nosso relato procuraremos mostrar um panorama do tema qualidade em saúde, inserindo o programa de qualidade do Senac como um referencial da realidade brasileira, buscando nessa experiência lições sobre a aplicabilidade dos conceitos em nosso meio.

Para dar ao leitor uma visão de conjunto, nos propusemos o roteiro abaixo:

▶ discussão sobre a conceituação da qualidade;
▶ a experiência do Senac;
▶ recomendações para implantar um programa de qualidade: pré-requisitos organizacionais e pontos críticos a considerar, resultados exequíveis.

Qualidade? Que qualidade? 1

Estamos no século XXI, e qualidade é o tema do momento: qualidade de produtos, qualidade de serviços, qualidade de processos, qualidade de vida, acreditação em qualidade.

Todos nós discutimos qualidade, temos nossa história e nossos projetos de qualidade.

Fica a pergunta: o que é a qualidade?

Uma pergunta, muitas respostas.

Antes de avançarmos no debate da qualidade na área de saúde, seria oportuno discutir um pouco os diferentes enfoques de qualidade de modo geral para, se não pudermos gerar um conceito universal, no mínimo compartilharmos algumas dúvidas.

O próprio mestre Aurélio Buarque de Holanda, em seu *Dicionário da Língua Portuguesa*, qualifica mas não define o termo, oferecendo amplo leque de interpretações, que vão desde "propriedade, atributo ou condição das coisas ou das pessoas capaz de distingui-las das outras e de lhes determinar a natureza" até atributos materiais ou morais tais como "dote, dom, virtude, disposição moral, condição ou função".

O conceito de qualidade é relativo, muitas vezes associado a preço ou valor, mas também resultante do conjunto de valores e experiências individuais.

Considerando bens ou serviços de uma mesma faixa de preço, a qualidade de cada um deles enquadra-se na primeira menção do Aurélio, sendo os atributos de diferenciação os principais indicadores de sua qualidade.

Os valores pessoais – o segundo conceito – é que darão a escala da importância desses atributos para cada indivíduo.

O primeiro grupo é, portanto, constituído de indicadores mensuráveis, ao passo que o segundo grupo é absolutamente pessoal e subjetivo.

Assim, por exemplo, determinado automóvel pode ser bom para um brasileiro, inaceitável para um japonês e excelente para um russo. Os mesmos atributos objetivos são avaliados de modo diverso em função dos referenciais do meio em que vive o observador.

A partir dessa constatação fica clara a dificuldade de pensarmos em um sistema, produto ou serviço que permita criar uma qualidade universal – em especial se estivermos restritos por limites técnicos e materiais.

Mais uma vez buscando um exemplo na indústria automobilística, talvez um Rolls Royce seja identificado como um veículo de excepcional qualidade, avaliada por uma série de atributos objetivos, mas nem sempre essa qualidade é a adequada ao contexto da necessidade. De um lado seu preço torna-o inacessível à maioria das pessoas, e, de outro, apesar de muitas *qualidades*, tal veículo pode ser inadequado, por exemplo, a uma região de estradas barrentas ou onde inexista possibilidade de manutenção.

Nesse ponto, podemos começar a pensar em mais de um conceito de qualidade, a qualidade absoluta e a qualidade relativa. Na primeira buscam-se identificar os atributos objetivos de diferenciação, na última avalia-se a adequação do item em discussão às reais condições do meio em que se insere ou à finalidade a que se propõe.

Muitos autores afirmam que o melhor indicador da qualidade é a *satisfação*. Se determinado bem ou serviço atende integralmente às expectativas de todos que com ele se relacionam – produtores, revendedores, mantenedores, clientes, usuários, legisladores, ambientalistas, etc. –, podemos inferir que sua qualidade é elevada.

Isso é mais fácil de observar quando se trata de produtos da indústria de transformação, em especial quando sua produção é repetitiva e seriada, usando os mesmos processos e materiais para gerar produtos finais homogêneos, assim possibilitando a aferição e o controle de cada um de seus elementos – insumos, processos e produtos.

A repetitividade de processos e produtos permitiu que no setor industrial se desenvolvessem importantes ferramentas de suporte aos programas de qualidade, que facilitaram a análise de problemas e a verificação de situações, em especial o controle estatístico,[1] que permite ao administrador obter evidências sobre a realidade e seus desvios, esti-

---

[1] O controle em si não assegura a qualidade: ela está embutida nos produtos e serviços, e os controles que se instituem são apenas devidos aos riscos de variabilidade de materiais, processos e resultados.

mando custos e, se cabível, promovendo alterações que reduzam perdas ou custos supérfluos.[2]

As modernas técnicas de qualidade sugerem que um dos caminhos mais promissores para o sucesso da qualidade total é minimizar a variabilidade de produtos e processos, consolidando os resultados pela padronização.

Quando pensamos em um paralelo com o setor de saúde, o cenário é bastante diverso, uma vez que não existem duas situações idênticas: as condições clínicas, os procedimentos, os prestadores variam, e cada paciente tem suas características próprias.

Temos, portanto, de aceitar a variabilidade como premissa – o desafio é a *previsibilidade* dessa variabilidade, estimando sua amplitude e incidência, e gerenciando o processo a fim de mantê-la dentro de limites preestabelecidos, coerentes com a qualidade que se almeja.

É evidente que no campo da saúde, especialmente no âmbito hospitalar, não é possível padronizar as condições clínicas dos pacientes que ingressam no sistema (embora a medicina preventiva permita reduzir a *probabilidade de ocorrência* de certos diagnósticos previsíveis); e que as diferentes abordagens clínicas para cada caso, condicionadas pela experiência e formação do médico, além da infraestrutura técnica disponível no local, determinam um espectro muito amplo de alternativas.

Nessas circunstâncias, parece utópico sonhar com uma qualidade geral e imaterial em processos, recursos e resultados que satisfaça de modo homogêneo as expectativas (muitas vezes conflitantes) dos diferentes integrantes do sistema de saúde.

Existem, no entanto, iniciativas interessantes que poderiam contribuir para viabilizar o processo de implantação da qualidade, reduzindo as brechas entre sonho e realidade.

Algumas dessas iniciativas são discutidas neste trabalho, mas qualquer uma delas é facilitada pela busca sistemática de padrões de de-

---

[2] Nos Estados Unidos muitas empresas têm como norma não gastar tempo na correção de problemas ocasionais de custo abaixo de US$ 150, pois a análise envolvida e o custo da correção não se justificam. Se os problemas se tornam repetitivos, ocorrendo em intervalos menores, já não se pode conviver com o nível de perdas. Outro problema correlato é a avaliação dos custos de erros, que podem envolver custos diretos e imediatos e custos indiretos, que se relacionam com a imagem e reputação, estes últimos dificilmente mensurados em termos objetivos.

sempenho e do registro de queixas no interior do serviço, com relação a atributos que sabemos terem influência sobre a qualidade (mas que poucos estabelecimentos têm o cuidado de analisar estatisticamente). Só a título de exemplo, listamos uma série de fontes frequentes de problemas no desenvolvimento da atenção médica no hospital, que têm impacto sobre a resolutividade e a permanência do paciente, bem como sobre sua satisfação:

- **Com relação a exames de apoio diagnóstico** – exames solicitados mas não realizados, exames realizados cujos resultados não foram retirados, porcentagem de exames negativos, documentos ilegíveis; tempo entre a coleta do material, seu recebimento pelo laboratório e a devolução ao solicitante; demora na anotação de resultados de exames no prontuário do paciente; materiais de exames inaceitáveis (material insuficiente, recipiente inadequado/quebrado; material colhido em circunstâncias inadequadas, prazo de validade ultrapassado do material para exame).
- **Com relação à farmácia** – medicamentos vencidos, divergências entre estoques físicos e contábeis, volume de estoques inativos, prazos de entrega de fornecedores e variação desses prazos.
- **Com relação à administração de medicação** – dosagens incorretas administradas ao paciente, administração de medicação errada, erros na anotação da medicação administrada na ficha do paciente, falta de controle/erros/perdas de medicação aplicada em doses fracionadas (restos na embalagem original quando o envio da farmácia não é em dose fracionada), reações observadas à medicação.
- **Com relação ao centro cirúrgico** – número de cirurgias suspensas e suas causas, atrasos em relação aos horários previstos, tempo de higienização da sala entre operações, discrepâncias entre diagnóstico pré e pós-cirúrgico/cirurgias desnecessárias realizadas, relatórios incompletos (faltando materiais ou equipamentos utilizados), estoques de materiais inativos, reações adversas a medicamentos ou sangue.
- **Em relação à internação e ao atendimento** – tempo de espera do paciente, entre sua chegada, a passagem pelas rotinas administrativas e o atendimento médico; problemas com divergências relacionadas ao convênio médico do paciente (carência, cobertura, pagamento, credenciamento do serviço, reembolso); incidência de horas extras e

sua causa; tempo necessário à arrumação de um quarto, entre a saída de um paciente e a possibilidade de admitir outro; falta de roupa limpa suficiente em cada andar.

Essa lista, evidentemente, representa apenas um conjunto de elementos que podem ser recolhidos de modo sistemático, subsidiando a avaliação da qualidade de serviços prestados e as causas de potenciais problemas. A ela dever-se-ia agregar o registro formal das queixas de pacientes,[3] que poderia ser importante fonte de conhecimento das deficiências da organização *aos olhos do usuário*.

O primeiro passo no caminho da qualidade é registrar e analisar os fatos ocorridos na organização, sempre com a atenção voltada para oportunidades de melhora no que se faz. Uma vez que haja bons controles e bases para o questionamento DO QUE se faz e COMO se trabalha, o passo seguinte é comparar o desempenho com os melhores, pessoas ou organizações cuja excelência é reconhecida e que tomamos como paradigma de desempenho ótimo. Este exercício é conhecido como benchmarking, e não significa que devemos fazer o mesmo, mas sim que devemos conhecer o que há de melhor e avaliar em que medida devemos ou podemos implantar os mesmos processos e práticas (o que muitas vezes não é possível em razão de custos, restrições de acesso a tecnologias específicas, disponibilidade de profissionais capacitados, etc).

RESUMO

A qualidade é um conceito relativo, fruto de valores e experiências individuais, além de evolutivo, na medida em que aumentam as expectativas conforme há maior oferta de atributos de qualidade.

Parte dos atributos de qualidade de um produto ou serviço pode ser mensurada de forma objetiva, mas sempre há uma série de quesitos avaliados individualmente mediante paradigmas subjetivos.

---

[3] É natural que em qualquer hospital existam queixas dos mais variados serviços, mas a administração dessas reclamações em geral é feita diretamente pelo funcionário que atende o paciente, sem que se saibam no nível da administração central quais os principais problemas vistos pelo paciente, para que possam ser tomadas medidas corretivas de caráter geral.

Diante dessa realidade, é difícil, senão impossível, pensarmos em uma qualidade universal, que atenda de modo homogêneo às expectativas de todos, dentro de limites de preço acessíveis a todos os interessados.

A qualidade industrial está fortemente associada à padronização de produtos, com mínimas tolerâncias de variabilidade – um conceito difícil de se aplicar ao meio hospitalar, por não haver dois casos idênticos, variando tanto patologias como condições individuais de pacientes. O foco da qualidade deve, portanto, concentrar-se nos processos, estes, sim, repetitivos e determinantes da qualidade. Para administrar um programa de qualidade é preciso dispor de evidências concretas do funcionamento da organização diante das diferentes expectativas, recomendando-se o registro sistemático do desempenho ante os diversos indicadores e a consolidação dos registros em forma coerente com sua análise.

Para melhorar a qualidade existente, é importante não só olharmos para dentro da organização, mas também para o mercado, buscando paradigmas apresentados pelos melhores em cada atividade.

Qualidade *versus* padronização 2

Outra iniciativa importante relaciona-se com a questão da padronização de procedimentos médicos – que poderia ser um dos pilares fundamentais para agilizar programas de qualidade na área da saúde e que é debatida há muitos anos, sob os mais variados enfoques.

Os defensores do livre-arbítrio inquestionável do médico na sua determinação terapêutica encaram qualquer tentativa de interferência no julgamento profissional como tecnicamente impraticável, especialmente se a iniciativa da crítica for originária de uma área administrativa.

Felizmente existe também a outra corrente, formada por profissionais com visão mais abrangente, e que aceitam revisar o que se faz e como se faz, com vistas ao estabelecimento da melhor prática (*best practice*) em cada circunstância.

Um exemplo de abordagem sistêmica do tema é dado pelos mórmons americanos, sediados em Salt Lake City, onde organizaram um serviço de assistência médica que dá cobertura a uma população de cerca de 900 mil pessoas, dispondo de uma ampla rede de hospitais próprios e uma gestão bastante desenvolvida.

Analisando os custos de diferentes procedimentos – de elevada incidência e/ou custo global –, constataram que pacientes que ingressavam no sistema com diagnósticos iguais e condições clínicas similares tinham alta em situação comparável, após terem sido submetidos a uma sucessão de procedimentos diferentes, conforme a abordagem de cada médico, e que os custos desses tratamentos eram extremamente variados.

Visando estabelecer a melhor prática médica (resolutividade custo-efetiva), convocaram os principais médicos/prestadores atuantes em uma mesma especialidade para discussão dos casos levantados, confrontando processos, resultados e custos, e buscando o consenso quanto aos procedimentos mais indicados em cada situação.

Os resultados foram surpreendentes, com o consenso da equipe quanto às melhores práticas em cada situação, gerando reduções de custos médios da ordem de 20% a 30% e, principalmente, a conscientização dos prestadores de que abordagens diferentes das suas podiam ser tão ou mais eficientes, além da necessidade de questionar o custo–benefício de cada componente do diagnóstico ou tratamento.

Fortaleceram-se os vínculos entre os profissionais do sistema, estabeleceu-se uma via ampla de intercâmbio e obtiveram-se resultados financeiros consideráveis, que por sua vez possibilitaram a redução de contribuição dos usuários.

A chave do enigma do envolvimento e consenso dos médicos foi que essa discussão se realizou em um foro eminentemente técnico, de médicos discutindo com médicos, colegas avaliando processos e resultados, *sem a intervenção de leigos em medicina*, chegando a uma conclusão científica mediante intercâmbio de conhecimentos e experiências, com base em evidências estatísticas objetivas.

Tentativas similares conduzidas por especialistas de custos ou de outras áreas não médicas tiveram resultados desastrosos, com muitos médicos se encapsulando sob o manto da especificidade de seu conhecimento e a impossibilidade de um leigo avaliar o julgamento de um profissional da medicina.

A implantação prática de um trabalho dessa natureza requer um sistema confiável de informações, constituindo um banco de dados de enorme valia para fins tanto administrativos quanto clínicos: é da base de dados que se criar que sairão as evidências para fomentar os processos de padronização e qualidade.

Durante a fase de planejamento do sistema, portanto, é crítica a participação de uma equipe multidisciplinar, composta por elementos de formação médica, administrativa (com ênfase nas áreas de custo e documentação) e por um especialista em banco de dados, cuja atribuição será dimensionar os recursos informáticos necessários para gerenciar a base de dados que se almeja construir,[4] definindo *o que* coletar, *como*, *onde*, *quem* e *quando*, bem como o formato e a frequência de relatórios desejados.

---

[4] É evidente que o banco de dados pode também ser criado em moldes mais simples, com alimentação e recuperação de dados manualmente. Porém, mesmo que as condições operacionais de um estabelecimento não comportem o uso de computadores, é recomendável que o sistema a ser implantado já preveja tal hipótese, minimizando a necessidade de adaptações futuras quando se migrar do sistema manual para o computador.

RESUMO

A padronização de procedimentos na área da saúde esbarra no livre-arbítrio do médico no exercício de sua profissão, que costuma criar barreiras a quaisquer intervenções administrativas.

Por outro lado, o médico é o fato gerador de custos e resultados do sistema de saúde.

Análises estatísticas feitas em diferentes serviços e modelos demonstraram que diferentes abordagens técnicas e clínicas, especificadas por diferentes profissionais da mesma especialidade, geraram resultados iguais a custos extremamente variados.

A discussão técnica de amostras significativas de casos clínicos, analisando as condições de ingresso do paciente, as abordagens terapêuticas adotadas por diferentes médicos da mesma entidade, os respectivos custos e as condições de alta do paciente, motivou grupos de profissionais médicos a rever suas condutas, estabelecendo certo grau de padronização da atividade, o que resultou em reduções de custo da ordem de 30%, além de benefícios indiretos em termos de gestão.

Fator crítico para o sucesso desses esforços foi o fato de a iniciativa ter-se conduzido como esforço colegiado da classe médica, e não por imposição administrativa à prática da medicina.

A implantação de uma base de dados representativa para essa finalidade requer um cuidadoso planejamento, com a interação de especialistas de diferentes áreas, definindo que informações devem ser armazenadas e as formas de agregá-las para fins analíticos, bem como as atribuições e os recursos necessários para atingir os fins propostos.

Assimetria de informação e conflito de interesses 3

Para tratar da qualidade em saúde é preciso compreender em certo detalhe o funcionamento do setor, as relações e motivações existentes entre os principais atores e as dificuldades daí decorrentes. Tentaremos discutir alguns pontos relevantes para esse debate.

No Brasil, como na maioria dos países desenvolvidos e em desenvolvimento, a operação do sistema de saúde está baseada em três pilares essenciais:

- os usuários dos serviços: pacientes que buscam o tratamento de enfermidades ou segurados que buscam a atenção preventiva;
- prestadores de serviços: médicos, clínicas, hospitais, dentistas, laboratórios e tantos outros profissionais que intervêm no processo de manutenção ou recuperação da saúde dos usuários;
- seguradores: diferentes pessoas ou instituições que pagam as contas relativas aos serviços prestados aos usuários, em sua maioria por meio de um sistema de pré-pagamento.

Em alguns mercados mais desenvolvidos existem ainda outros atores acessórios, intermediários técnicos que orientam os usuários e/ou seguradores nos respectivos processos decisórios para utilização ou compra de serviços.

O nível de informação entre usuários e prestadores é absolutamente desigual: os últimos são detentores quase que integrais do conhecimento relacionado com a utilização dos recursos do sistema, aos quais submetem os pacientes, com poderes quase ilimitados. Reside nesse livre-arbítrio dos prestadores uma das principais fontes de custo do sistema, pois suas decisões são os fatos geradores da maioria dos gastos.

Além da diversidade de conhecimento e informação, as prioridades e os interesses das três categorias – usuários, prestadores e seguradores – em geral não coincidem, ou são antagônicos.

É, portanto, um desafio complexo, em um mesmo modelo, avaliar as expectativas de cada um dos partícipes diretos e indiretos do sistema e procurar adequar os produtos e serviços ofertados a essas expectativas – sempre dentro dos limites de custo associados a cada ação –, atingindo a meta de satisfação plena de todos, atendendo de modo suficiente tanto o indivíduo como a sociedade.

Analisemos, por exemplo, as diferentes facetas relacionadas à internação hospitalar de um segurado de convênio-saúde:

- **O paciente tende a avaliar a qualidade** do serviço recebido pela atenção pessoal e pelo conforto ou sofisticação da hotelaria, sem ter a qualificação técnica para julgar a adequação do tratamento. O montante da conta é secundário – e possivelmente até visto como positivo o fato de seu convênio arcar com o reembolso de somas expressivas (mesmo que pagando por serviços inadequados ou desnecessários, do ponto de vista técnico), atestando a qualidade do seguro comprado.
- **O médico que atende o paciente** nessa hipotética internação tende a se preocupar com a disponibilidade dos recursos técnicos e insumos terapêuticos que o hospital lhe oferece, além do montante dos honorários a que faz jus, sem grandes preocupações quanto a detalhes da hotelaria ou quanto ao montante total da conta a ser paga pelo segurador.
- **A entidade responsável pelo pagamento da conta** concentra sua atenção no valor a ser pago e na coerência entre diagnóstico e tratamento, na medida do possível assegurando a resolutividade do tratamento e coibindo fraudes e desperdícios (cuja possibilidade de apuração é limitada em sistemas de auditoria baseados exclusivamente em controles documentais).

Usuário *versus* prestador: espiral inflacionária

Quando tratamos da assimetria de informações entre prestador e usuário, esta diferença é essencialmente qualitativa.

Um paciente pode, hoje, com os recursos disponíveis nos mais variados meios de comunicação, estar munido de muitas informações sobre sua condição, formando uma base *quantitativa* de conhecimento que lhe permite imaginar que esteja em condições de agir ou de discutir de igual para igual com o médico, sem se dar conta de que seu conhecimento pode ser parcial e distorcido, eventualmente em razão de suas fontes serem pouco confiáveis e/ou de lhe faltarem outros conhecimentos indispensáveis ao entendimento de sua patologia ou dos efeitos do tratamento.[5]

Dada a assimetria, na qual o médico é o todo-poderoso detentor do conhecimento, é grande a latitude de escolhas, permitindo-lhe usar e abusar dos recursos de apoio técnico à sua atividade, como tão bem exemplifica o excesso de equipamentos de imagem sofisticados, como tomógrafos e ressonância magnética, existentes em algumas áreas de nosso país.

Esse fato acaba contribuindo para a espiral inflacionária do setor de saúde: na medida em que alguns médicos investem em serviços de apoio diagnóstico ou terapêutico, acabam criando demandas artificiais pelos serviços disponibilizados, mediante estímulos à prescrição pelos colegas médicos (cuja adequação não pode ser avaliada pelo usuário leigo).

Usuário *versus* segurador: sobrecarga do sistema e custos excessivos

A falta de conhecimentos e de formação adequada do usuário implica no uso pouco eficiente dos recursos que o segurador lhe põe à disposição, com frequência procurando resolver problemas simples em estabelecimentos de elevada complexidade (e custo).

A maioria dos sistemas de saúde, do ponto de vista da oferta de serviços, está estruturada sob forma de uma rede de serviços de diferentes graus de complexidade, normalmente classificados em três grupos, e com atribuições distintas:

▶ **Atenção primária** – atendimentos ambulatoriais (ou em consultórios), devendo prestar todos os serviços relacionados com a atenção preventiva, bem como servir como porta de acesso à medicina curativa (exceto para situações de urgência/emergência). Nesse nível deveriam ser resolvidas quase todas as situações corriqueiras (incluindo curativos, pequenas cirurgias, suturas e consultas clínicas nas diferen-

---

[5] Embora esse conhecimento incompleto seja a base da automedicação, que tem enormes proporções no Brasil.

tes especialidades). Só os casos que não possam ser solucionados em ambulatório é que deveriam ser referenciados aos níveis superiores.

- **Atenção secundária** – este nível compreende a assistência hospitalar básica, com internações clínicas e cirúrgicas de condições usuais.
- **Atenção terciária** – compreendendo os estabelecimentos que dispõem dos recursos de mais elevada tecnologia, a eles sendo encaminhados os casos de maior complexidade, que não podem ser resolvidos nos níveis precedentes.

Além dessa estrutura básica, existem ainda os estabelecimentos ditos *quaternários*, hospitais-escola com toda a gama de recursos tecnológicos, que ao mesmo tempo atendem pacientes de diferentes graus de complexidade com o objetivo principal do ensino. Idealmente a clientela desses hospitais deveria passar por um filtro prévio, que assegurasse o afluxo de casos de interesse didático, mas na realidade eles acabam se tornando centros de referência de casos complexos, a partir da disponibilidade de recursos avançados e do conhecimento do corpo docente, operando com custos elevados justificados pelo *mix* de pacientes e pela estrutura de ensino.

Fica evidente, pela própria natureza dos serviços, que cada nível demanda instalações, equipamentos e estruturas operacionais de complexidade crescente, além de recursos humanos mais especializados – operando em patamares diferentes de custos.

Outra característica que vale lembrar é o grau de aproveitamento da capacidade instalada. Enquanto estabelecimentos de atenção primária e secundária deveriam operar em patamares próximos aos 85% de sua capacidade para maximizar o aproveitamento de sua estrutura, estabelecimentos mais complexos, em especial os que tratam de urgências e emergências, têm de conviver com taxas de ociosidade relativamente elevadas, pela própria natureza de sua atividade – estar preparado para atender a uma catástrofe de razoáveis dimensões em tempo reduzido demanda disponibilidade permanente de recursos físicos e humanos, o que é incompatível com um estabelecimento lotado.

Também a natureza e a operação de estabelecimentos quaternários tendem a fugir das melhores regras de aproveitamento da capacidade instalada, pois muito de sua atividade é focada no ensino, que demanda disponibilidade para o aluno, além da presença de quem ensina, cujo horário se rege mais pelas normas da área da educação do que pelas da saúde.

Um sistema de saúde estruturado de modo racional deveria ter prestadores de cada tipo de atenção na quantidade e distribuição geográfica correspondentes à distribuição da demanda, não fazendo sentido colocar um estabelecimento de complexidade terciária em uma comunidade rural de poucos habitantes, ou ter uma metrópole sem os necessários recursos de atenção primária.

Da mesma forma, utilizar estabelecimentos complexos para atenção primária ou secundária gera problemas tanto de custos (desperdiçando capacidade de atendimento sofisticada em tratamentos elementares) como de sobrecarga da estrutura terciária, em prejuízo dos pacientes que dela necessitam, subutilizando as estruturas próprias para o atendimento considerado.

No Brasil, infelizmente, esta é a realidade, especialmente nos grandes centros urbanos. A causa desse desvio está grandemente na atitude do usuário, que identifica tratamento com hospital – imagem fortalecida pela própria mídia, em matérias próprias ou propaganda de empresas atuantes na prestação de serviços de saúde, além do fato de grande parte da rede hospitalar ser privada, o que aumenta as dificuldades de formação de uma rede estruturada, com direcionamento de pacientes conforme o grau de complexidade da intervenção.

Acesso ao prontuário

Outro complicador está relacionado com a disponibilidade de prontuários médicos para os diferentes prestadores: idealmente, cada prestador deveria poder acessar livremente toda a história pregressa do paciente, bem como os exames realizados, o que lhe permitiria obter uma visão completa do caso e evitaria a repetição de exames (ou possibilitaria a comparação de novos exames com resultados anteriores).

Não dispor de tais dados implica significativa queda na qualidade do atendimento, perdendo-se tempo com a repetição de avaliações ou exames, incrementando custos e gerando desconforto desnecessário ao paciente.

A proposta de solução mais usual para esse problema é o prontuário único. A dificuldade é como implantá-lo, integrando a rede de prestadores em um sistema padronizado.

A resposta mais em voga (porém com pouquíssimas experiências práticas consolidadas) é o cartão eletrônico, também chamado de *smart card*, similar a um cartão de crédito, em cuja tarja magnética (ou mais recentemente *chip* eletrônico) são registradas informações que podem ser lidas em qualquer máquina integrada ao sistema.

Apesar do conceito simples, há dificuldade de estabelecer o conteúdo do registro magnético e o sistema de atualização dos dados. É evidente que o cartão deve conter os dados cadastrais de identificação pessoal, de preferência acompanhados de informações sobre o tipo de cobertura do portador e eventualmente alguns registros médicos permanentes, como o tipo sanguíneo, alergias a drogas, etc.

Esse conjunto de informações é relativamente simples de registrar e se mantém estável ao longo do tempo, sendo necessário ao atendimento em qualquer ponto de contato com o sistema, mas *não traz consigo o prontuário médico*, que seria o principal meio de racionalização e que muda a cada atendimento (requerendo o correspondente registro).

O prontuário médico centralizado demanda o acesso a um banco de dados clínicos por toda a rede de prestadores. Existem então duas possibilidades técnicas principais:

▶ dispor de um sistema central, de livre acesso a todos os prestadores, no qual se encontra o prontuário atualizado de cada pessoa cadastrada, a fim de permitir ao prestador conhecer rapidamente sua história médica, agilizando seu atendimento;
▶ registrar as informações desse banco de dados relativas ao paciente em seu cartão, de modo que o médico possa ter acesso a elas sem as prováveis dificuldades de contato com um grande banco centralizado.

Em ambos os casos paira a dúvida de quem atualiza o sistema: o próprio médico no momento do atendimento (com riscos de erros e/ou fraudes incorporadas ao sistema) ou um núcleo central (mais fácil quando pensamos no banco de dados, quase impossível se pensamos no cartão independente).

Existem ainda os aspectos técnicos relacionados com a informática, que demandariam de todos os prestadores a disponibilidade de uma mesma plataforma de *hardware* e *software*, de modo que se conseguisse um sistema perfeitamente intercambiável, e que resultariam na necessidade de um mesmo ritmo de atualização de toda a rede. A par dessa barreira, são sobejamente conhecidas as dificuldades de acesso a centrais de dados remotas (linhas ocupadas, quedas de sistema, distorções na transmissão, etc.) e a problemática de capacitação do usuário em um sistema fatalmente de elevada complexidade, pelo porte do banco e pela diversidade de seu conteúdo.

Resta ainda a consideração de questões éticas, que implicam a restrição de acesso a uma série de dados sem o envolvimento do médico que trata do paciente, o que demandaria a incorporação de uma complexa rede de senhas e contrassenhas, tirando parte da desejada agilidade do sistema.

Como se vê, o conceito é atraente, a implantação até o estágio cadastral relativamente simples, mas a implantação efetiva do prontuário eletrônico abrangente ainda está sujeita à superação de algumas dificuldades importantes.

Vale ainda lembrar que a própria legislação que regulamenta o setor estabelece a obrigatoriedade de os hospitais manterem os registros de pacientes e intervenções por longos períodos de tempo e a necessidade de se apresentarem papéis assinados pelo médico no tocante a prescrições quando de questionamentos de auditorias.

RESUMO

O sistema de saúde brasileiro está estruturado sobre três agentes centrais: o usuário (paciente), o prestador (profissional de saúde) e o segurador (empresa de seguros, medicina de grupo, cooperativa ou similar), cujos interesses muitas vezes são conflitantes. Enquanto o paciente avalia o serviço recebido pelo conforto da hotelaria e sofisticação dos equipamentos usados, o médico procura maximizar o uso dos recursos que tem à venda (aumentando seu ganho pessoal), e o segurador procura conter volumes e custos de serviços – sem que haja uma efetiva preocupação com o real nível de saúde da população, ou com a necessidade de uso dos recursos empregados nos diferentes atos praticados. Por outro lado, existe enorme assimetria de informação entre o médico e o paciente, e a grande massa de informações sobre saúde veiculada pelos mais variados meios dá ao usuário a falsa impressão de ter uma boa base de conhecimentos, estimulando a automedicação.

As relações entre seguradores e usuários são também distorcidas, na medida em que a decisão de compra de um plano de saúde se baseia essencialmente na amplitude da oferta de serviços a que se tem acesso, preferencialmente aliada à liberdade de escolha do prestador. Esse fato estimula o uso excessivo dos recursos disponibilizados pelo sistema, especialmente quando o usuário tem a possibilidade de consultar diversos médicos para diagnosticar um mesmo problema, acarretando repetições de consultas e exames complementares, com desastrosos efeitos sobre o custo do sistema.

Do ponto de vista da estrutura da oferta, existem estabelecimentos primários (atenção ambulatorial), secundários (intervenções rotineiras de baixa e média complexidade), terciários (média e alta complexidade) e quaternários (associando o ensino à prestação de serviços de saúde). A maior complexidade evidentemente está associada a maiores custos na medida em que são maiores os investimentos e são exigidos profissionais de grande gama de especialidades, o que deixa claro que a maior eficiência econômica será conseguida se cada tipo de estabelecimento operar com baixa ociosidade e atender os casos de complexidade compatível com seu grau de especialização.

O que acontece em nosso meio é bastante diverso, uma vez que é hábito amplamente arraigado a busca de atenção médica, para qualquer tipo de condição, nos estabelecimentos mais complexos, que gozam de imagem de maior resolutividade em vista da ampla gama de recursos tecnológicos de que dispõem. Desse fato resultam grandes volumes de atendimentos ambulatoriais e realização de serviços rotineiros (partos, pequenas cirurgias, etc.) em hospitais terciários, sobrecarregando esses estabelecimentos com uma demanda que seria atendida de modo mais eficaz em hospitais secundários.

Existe ainda a questão da racionalização do uso dos recursos que o sistema disponibiliza aos usuários, evitando seu uso indevido (por fraude ou desconhecimento). Muito desperdício é causado pelo fato de não existirem prontuários únicos centralizados, que contenham todos os dados da história clínica de cada pessoa, bem como os exames por que passou e respectivos resultados. À falta dessa informação, cada vez que o paciente consulta um novo médico, tendem a ser solicitados exames básicos ou especializados, acarretando custos ao sistema.

Esse tema é foco de discussões em todo o mundo, buscando-se uma solução adequada de sistema de identificação de usuários associado ao acesso a seu prontuário clínico. As alternativas concentram-se no aproveitamento de tecnologias eletrônicas (*smart cards*, etc.), e as principais dificuldades relacionam-se com a padronização de sistemas (*hardware*, *software* e protocolos de comunicação), atualização dos dados de serviços prestados ao paciente, resguardo do sigilo médico e possibilidades de fraude.

Motivações econômicas e modelos 4

Na época em que a assistência à saúde era prestada primordialmente pelo médico de família, as famílias conseguiam pagar o custo dessa assistência e de eventuais tratamentos ou intervenções complementares. Mas o aumento da complexidade e dos custos da assistência muito acima do aumento da renda familiar inviabilizou a possibilidade do autofinanciamento individual, deixando como alternativas diversas modalidades de seguro, pelo sistema público ou privado.

Esse fato implicou na consolidação da figura do segurador intermediando a relação médico–paciente.

O desenvolvimento científico-tecnológico agregou ao sistema hospitais ou centros diagnósticos sofisticados, detentores de instalações físicas e equipamentos que podem ser operados por um corpo clínico aberto, criando assim uma quarta figura, entre hospitais e médicos, configurando uma complexa rede de relações entre os principais atores do sistema.

Esse novo sistema diverge da relação direta médico–paciente pela inserção do chamado *terceiro pagador*, que tem em seu cerne os elementos básicos da distorção econômica, quando rompe a relação direta entre a prestação do serviço e o respectivo pagamento: quem recebe o serviço (o paciente ou segurado do sistema de saúde) não sabe o custo do que recebeu (muito menos o que vai ser cobrado), e quem paga a conta (seguradora ou Estado) não sabe se os serviços apresentados na fatura do prestador foram de fato prestados.

São também sobejamente conhecidas as distorções de tarifas e de incentivos que existem em nosso meio, muitas vezes totalmente desvinculados dos custos, estimulando o mau uso de recursos ou a instituição de mecanismos de fraude que favoreçam os interesses (justos ou não) de qualquer dos partícipes.

As questões de custos, preços e uso excessivo formam um contexto importante, no qual se inserem as demais questões técnico-operacionais dos serviços de saúde, particularmente a qualidade.

Quando pensamos em qualidade, a regra ideal é que o serviço deve ser prestado de forma custo-efetiva (ou seja, "comprando" o máximo de saúde com cada real despendido) e que sua remuneração cubra os custos de um trabalho competente, sendo justo que quem paga a conta não seja obrigado a ressarcir os custos de ineficiências ou desperdícios por parte do prestador.

Fica evidente que um dos maiores problemas da área da saúde é o equacionamento entre o que se quer ter e o que se pode pagar, em especial quando se pensa em ter de racionar um serviço cuja falta pode custar vidas.

A questão seguinte, sempre na perspectiva econômica, é de como dividir a conta de modo socialmente mais justo, onerando mais quem tem mais recursos e subsidiando os desfavorecidos.

Existem diferentes sistemas em vigor pelo mundo, alguns baseados em impostos progressivos, outros em diferenciais de cobertura e participação no pagamento (espécie de franquia, na qual os mais pobres fazem copagamentos simbólicos – ou mesmo têm cobertura sem nenhum ônus –, enquanto os mais ricos têm de pagar integralmente os serviços de que fazem uso). A tentativa de se fazer justiça, nesse caminho, não é por meio do *igual pagamento para todos*, mas do *igual esforço de acesso para todos*, em que cada um contribui, por exemplo, com o mesmo percentual de sua renda.

A triste realidade, no entanto, é que as necessidades de recursos para a atenção à saúde crescem em ritmo mais acelerado que a capacidade de ganho do cidadão, impulsionadas pelos custos da especialização e da incorporação tecnológica, pelo aumento dos níveis de cobertura assistencial oferecidos e pelo maior acesso dado às camadas menos favorecidas da sociedade sem uma contribuição proporcional, além dos vultosos investimentos em pesquisa, cujos valores acabam sendo repassados ao consumidor.

A essa demanda crescente de recursos se contrapõem os limites da capacidade de pagamento da sociedade que deve custear o sistema, concorrendo com outras prioridades de investimento ou gasto, criando a necessidade imperiosa de gerir da melhor forma os recursos disponíveis, minimizando desperdícios e fraudes, como também exigindo que sejam feitas escolhas, determinando algum tipo de exclusão, pelo qual a sociedade como um todo (ou o grupo que custeia o sistema) decide que alguns tipos de coberturas para alguns não podem ser suportados por todos.

A título de exemplo podemos citar o caso das tão debatidas exclusões existentes nos planos de saúde brasileiros, que em geral não dão cobertura a problemas crônicos, transplantes, próteses ou diálises. Tal atitude é motivada essencialmente pela necessidade de oferecer ao mercado preços competitivos, cujos valores, para serem sustentáveis, têm de limitar as coberturas oferecidas, deixando de custear os riscos de alto valor.

Em termos mais extremos poderíamos pensar na aparente injustiça dos elevados gastos no tratamento da aids – cujos resultados em geral se limitam a prolongar a vida do paciente e/ou reduzir seu sofrimento – em um país onde a desnutrição é causa de mortalidade infantil ou fator limitante do desenvolvimento físico e intelectual de parcelas consideráveis da população, ou se considerarmos que a malária faz muito mais vítimas do que a aids e que existem recursos ínfimos para esse mal no mesmo sistema.

Essa necessidade de fazer escolhas para comprar o máximo de saúde com as verbas existentes é um processo delicado e complexo, pois alguns têm de tomar as decisões por todos – e as consequências dessas decisões podem significar a diferença entre a vida e a morte para os excluídos.

Diversas abordagens para esse tema foram desenvolvidas, considerando duas linhas principais:

▶ **Visibilidade do processo decisório** – nesse caminho procurou-se fundamentar tecnicamente as decisões tomadas, seguindo modelos de análise e tomada de decisão objetivos – e muitas vezes buscando a participação da sociedade nas decisões finais.

Talvez o exemplo mais conhecido dessa linha de pensamento seja o programa do estado americano do Oregon, no qual:
- levantou-se o perfil epidemiológico da população;
- projetou-se a provável incidência futura de diferentes enfermidades;
- custearam-se as melhores alternativas de tratamento curativo ou preventivo de cada uma delas;
- estimaram-se os resultados de cada tratamento em termos de *anos de vida saudável recuperados para a população coberta*.

A partir desses levantamentos, foram listadas as várias ações possíveis, em ordem decrescente de resultado, agregando a cada uma delas seu custo.

Essa lista serviu como parâmetro objetivo para propor o pacote assistencial que deveria ser executado, até o limite de corte das verbas existentes. Esse pacote foi levado à validação pela população, que deveria referendar a escolha, fazer trocas ou aportar mais recursos ao sistema.

▶ **Racionar e racionalizar** – outra linha de conduta, preferida por muitos planejadores, é a busca da racionalização do uso da oferta, minimizando desperdícios e usos indevidos dos recursos, além de romper o fluxo de gastança que é criado pelo sistema tradicional, no qual médico e paciente têm motivações para não se preocuparem com o montante da conta que o segurador paga.

Esse tema é universal, existindo inúmeros experimentos de modelos em diferentes regiões do planeta, todos eles tentando criar uma solução que equacione de forma definitiva e satisfatória a questão monetária, de modo que o usuário tenha um ônus razoável em função de sua capacidade e que o prestador tenha uma remuneração que lhe permita viver e investir em sua atividade, dentro de um sistema de cobertura máxima e acesso irrestrito.

Um dos exemplos de racionalização mais comentados é o modelo inglês, baseado no médico de família. Esse sistema baseia-se no conceito de um médico ter a seu encargo um grupo de famílias, cuja saúde é de sua responsabilidade, o qual recebe do Estado um valor *per capita* mensal fixo, destinado a cobrir todos os gastos com a saúde do indivíduo.

A ideia é que esse sistema, pelo qual o médico tem assegurada uma receita fixa, o estimule a manter sua população sadia, ou seja, a investir na *manutenção da saúde* de modo que minimize o gasto com a *recuperação da saúde* (em geral bem mais dispendiosa).

A qualidade dos serviços é estimulada por duas fontes: de um lado o paciente tem direito a inscrever-se na lista de outro médico, caso o atual não esteja prestando bons serviços, e de outro compete ao Estado supervisionar os serviços, assegurando sua qualidade e fazendo com que não haja sonegação de assistência.

Outro modelo bastante comum, e que vem crescendo em muitos países, é a dissociação das atividades de prestação de serviços das de seguro – este um serviço financeiro. Nesse modelo existe um agente financeiro – em geral um banco ou uma companhia de seguros – que faz um seguro do risco de saúde do indivíduo, reembolsando os gastos caso haja necessidade de algum tipo de atenção.

Esse modelo tem o atrativo da livre escolha do prestador pelo usuário – mas para o segurador existe a necessidade de bases de dados confiáveis para calcular corretamente o risco a ser segurado e estabelecer tarifas competitivas.

No cenário brasileiro da saúde parece clara a tendência de crescimento do seguro, em detrimento de outras modalidades de pré-pagamento (medicina de grupo, cooperativas, etc.). Essa tendência é bastante fortalecida pela nova legislação que regulamenta o setor, a qual impõe às operadoras regras e estruturas operacionais características do segmento securitário, que vão inviabilizar a continuidade dos modelos de gestão operacional e financeira da maioria das empresas prestadoras de serviços médicos, havendo perspectivas de que venham a ser incorporadas por entidades financeiras de porte.

Essa movimentação estrutural e organizacional deverá causar impacto sobre as relações entre usuários, prestadores e seguradores, criando novas premissas de qualidade e exigindo novas competências e posturas de todos os atores do sistema.

Como discutimos anteriormente, qualidade pode existir em qualquer ação, mas o que se busca em nossa realidade não é qualidade a qualquer custo, mas a qualidade como instrumento para maximizar a saúde que se pode obter para a sociedade dentro dos limites de recursos disponíveis.

É impossível, portanto, dissociar a gestão da qualidade da gestão dos recursos (materiais, técnicos, financeiros, etc.), reforçando o conceito de que qualidade demanda *dados confiáveis* que subsidiem o processo de tomada de decisão inerente a qualquer processo de mudança.

RESUMO

Às questões estruturais do setor de saúde agregam-se os problemas de preço e custo dos serviços prestados, sendo quase impossível o desafio de encontrar o equilíbrio permanente entre as crescentes necessidades de serviços, seu custo (que aumenta em ritmo muito superior ao de outros setores como decorrência de vários fatores, que vão da incorporação tecnológica a ineficiências e aumento da expectativa média de vida) e a capacidade de pagamento da sociedade.

Além da questão dos valores envolvidos, há a discussão acerca do modo mais justo de dividir socialmente a conta da saúde, com diferentes modelos implantados no mundo, que apresentam alternativas de pagamento e de racionalização (e racionamento) no uso, com diferentes modalidades e graus de exclusão. Tema central desses modelos é a quem compete fazer as escolhas relacionadas à qualidade e às exclusões. Uma das soluções práticas mais razoáveis é a instituição de sistemas de incentivo para prestadores e usuários que estimulem o uso racional dos recursos.

Distorções tarifárias são sem dúvida causas importantes de fraudes: quando o segurador propõe ao prestador um preço inferior ao custo da prestação do serviço, é natural que, para que o prestador sobreviva, alguma distorção importante seja incorporada ao sistema, quer em qualidade quer em quantidade.

Qualidade na atenção individual *versus* qualidade no sistema de saúde

Enquanto o sistema de saúde era estruturado com base no médico generalista que assistia a toda a família, cuja atuação abrangia desde a atenção pediátrica até a geriátrica, a relação entre o médico e o paciente era extremamente personalizada, muitas vezes paternalista, existindo um vínculo profundo de confiança e conhecimento mútuo.

A manutenção da clientela era fruto da satisfação com o serviço prestado, exigindo *qualidade* em todos os níveis de relacionamento.

A evolução científica, tecnológica e sistêmica fracionou esse vínculo interpessoal duradouro, fazendo com que cada pessoa, para quaisquer situações de doença ou suspeita de doença de alguma complexidade, passasse pelas mãos de diferentes especialistas, cada um deles fazendo uso de uma crescente bateria de recursos complementares de diagnóstico ou tratamento, mais uma vez ampliando o leque de profissionais envolvidos com a manutenção ou recuperação da saúde.

Se, por um lado, esse movimento tende a possibilitar maior *qualidade técnica*, por outro, é evidente que traz maiores barreiras à plena satisfação das expectativas humanas e implica maior ônus financeiro, seja a atenção à saúde custeada diretamente pelo usuário, seja indiretamente, envolvendo alguma modalidade de seguro.

Do ponto de vista estrutural, à medida que os diferentes países evoluem, a atenção à saúde passa de preocupação individual a atribuição social, com o Estado assumindo as funções de prevenção e saúde pública, além da normatização e regulação das ações curativas, cuja prestação é compartilhada pelos setores público e privado em diferentes combinações.

O papel do Estado ao mesmo tempo normatizador, controlador e prestador tem um evidente conflito, cujos efeitos são visíveis na operação dos serviços públicos da maioria dos países.

Essa organização do sistema de saúde deriva não só dos crescentes custos associados à manutenção e recuperação da saúde, mas também da visão de que a saúde é um indispensável insumo de produção, pré-requisito essencial da capacidade humana de gerar riqueza, responsabilidade intrínseca do Estado, no mínimo no que tange à parcela da população que não pode autofinanciar seu seguro-saúde.

Essa visão transforma a ótica da alocação de recursos à saúde, cuja contabilização passa de despesa a investimento, buscando-se de modo crescente meios de incentivar a *manutenção da saúde*, de sorte que a preocupação de prestadores e pagadores deixe de ser a quantidade e a qualidade de serviços prestados, direcionando o foco do sistema para indicadores do nível de saúde da população.

Esse conceito é essencial quando pensamos em definir a qualidade na saúde, exigindo que se busquem indicadores tanto do nível de higidez da população quanto dos serviços relacionados à recuperação da saúde e dos resultados e custos envolvidos.

Para que isso aconteça é preciso alterar a estrutura e a operação de muitos dos prestadores atuantes no sistema – cuja ação é essencialmente de *recuperação da saúde* –, que deverão assumir a responsabilidade da *manutenção da saúde*, antecipando-se à ocorrência da enfermidade.

Isso não significa apenas manter abertas as portas para receber aqueles que a elas chegam em busca de assistência, mas exigir que o prestador vá ao encontro da comunidade, inserindo-se em sua vida e hábitos, difundindo higiene, educação, alimentação, vacinação, exames de saúde periódicos para todos buscando a detecção precoce de disfunções, etc.

São poucos os prestadores de hoje que dispõem de formação e estrutura adequadas para esse tipo de atividade. A implantação do modelo exige, portanto, uma radical reestruturação da rede prestadora, incorporando novas capacitações, recursos e sistemas de incentivo, bem como um realinhamento de objetivos e prioridades.

Fica evidente que, quando nos propomos a desenvolver um programa de qualidade nesse ambiente, buscamos, na realidade, uma mudança de postura, cada um procurando dar de si o melhor em prol da racionalização do uso de recursos e do compromisso entre nível técnico da atenção dispensada, humanidade no trato do paciente e custo.

RESUMO

Ao longo das últimas décadas, a medicina passou de uma relação direta entre o médico de família e sua clientela, em que o paciente pagava a conta e o médico procurava manter sua clientela pela qualidade dos serviços prestados, para um complexo e caro sistema, no qual o paciente não pode mais assumir o risco financeiro da doença e o Estado intervém como responsável maior pela saúde da população, tendo diversos sistemas de pré-pagamento como operadores.

Mudaram as relações, e são outros os quesitos que compõem a qualidade aos olhos dos intervenientes do sistema, em um meio cada vez mais dinâmico.

A saúde passou a ser analisada por outra ótica, transformando-se em importante insumo de produção, determinante da capacidade econômica e da produtividade. Com isso os recursos despendidos com a atenção (preventiva ou curativa) à saúde passam a ser vistos como investimentos, e não gastos, buscando a manutenção da saúde e não mais sua recuperação.

A questão do envelhecimento 6

À medida que os sistemas de saúde atingiram os resultados sociais esperados, conseguindo incrementar a expectativa de vida do cidadão e modificar o perfil epidemiológico da comunidade pela qualidade de seus serviços, alterou-se o conjunto de serviços prioritários, com a ênfase passando das enfermidades endêmicas para as crônico-degenerativas, causando impacto também sobre os custos dos serviços.

Por outro lado, os valores de contribuição estabelecidos a partir dos cálculos atuariais feitos por ocasião do desenho dos planos de cobertura passaram a gerar recursos insuficientes para custear essa atenção mais complexa a uma população maior e mais idosa do que inicialmente prevista.

Cria-se assim mais uma situação paradoxal e característica das dificuldades inerentes à natureza do setor de saúde: o sucesso na preservação da saúde torna economicamente inviável o sistema, assemelhando-se a um modelo autofágico.

As respostas para o impasse da sustentabilidade são desenvolvidas em duas frentes principais: redução de custos e incremento de receitas.

Do lado do custo são imprescindíveis os esforços de racionalização da demanda, incremento de eficiência e educação de prestadores e usuários.

O problema do equilíbrio das receitas é mais complexo, pela incerteza de custos e necessidades futuras de serviços, além do tempo de vida do segurado.

A maioria dos modelos sustenta-se com os mais jovens subsidiando os custos crescentes dos serviços consumidos pelos idosos, uma solução injusta e com evidentes riscos de colapso, em especial quando da modificação do perfil etário da população, com diminuição da participação dos jovens.

Diversos economistas em todo o mundo têm buscado fórmulas adequadas ao equilíbrio das contas do sistema de saúde, para permitir que a contribuição de cada cidadão ao longo de sua vida seja suficiente para custear os serviços de saúde de que necessita.

A fórmula mais aceita é de um sistema de poupança, na qual parte da contribuição feita pelo segurado ao longo de sua vida laboral seja reservada para um pecúlio, cujo rendimento satisfaça as expectativas de gastos com sua própria saúde na velhice. Essa proposta não oferece garantias integrais de sustentabilidade, permanecendo as incertezas quanto às premissas iniciais e aos rendimentos alcançados pelos montantes aplicados em prazos longos (especialmente em ambientes economicamente instáveis ou politicamente adversos – onde eventuais governantes podem ter dificuldades em resistir à tentação de criar os mecanismos legais que lhes permitam trocar os saldos líquidos aplicados por títulos da dívida pública, de solvência duvidosa, pelos quais terão de responder gestões futuras).

Apesar dessas dúvidas, a poupança-saúde é sem dúvida uma alternativa razoável para reduzir o risco de insolvência do sistema, especialmente como sistema coletivo, no qual o risco individual é diluído em um amplo grupo social.

RESUMO

A par da melhora de qualidade e resolutividade dos serviços de saúde, aumentam seus custos e também a expectativa de vida da população, criando uma paradoxal situação, na qual os resultados positivos do modelo o tornam inviável.

A grande questão que se coloca em todo o mundo é como custear esse sistema, no qual um crescente contingente de idosos aposentados deve usufruir da atenção cada vez mais cara à sua saúde, durante períodos cada vez mais longos.

As soluções práticas encontradas são a busca da redução de custos com a racionalização do uso e o incremento das tarifas dos contribuintes mais jovens, que acabam subsidiando a manutenção dos idosos, em um sistema injusto e perverso que tende a se agravar com o correr do tempo.

Diversos conceitos inovadores foram testados, parecendo uma das melhores alternativas a poupança-saúde, na qual o cidadão acumula durante sua vida laboral um pecúlio suficiente para custear a atenção de que necessitará durante sua vida de aposentado.

As principais dificuldades e riscos associados a esse modelo relacionam-se com a avaliação dos custos futuros da atenção à saúde e das taxas de retorno sobre investimentos a longo prazo, bem como com a solidez da instituição gestora dos recursos e sua capacidade de preservá-los da ganância de políticos que possam tentar trocar valores líquidos disponíveis por títulos da dívida pública com vencimento futuro.

Qualidade: processo dinâmico 7

Todas essas questões têm relações de causa e efeito com a qualidade em sua maior latitude: qualidade de vida, do ambiente de trabalho, da alimentação, da atenção à saúde.

Assim sendo, a qualidade passou a ser um tema de ampla discussão, embora sejam relativamente poucas as ações efetivas no sentido de mudar definitivamente os padrões de qualidade em nossa sociedade.

Apesar de a qualidade ser indicada como um objetivo permanente em nossas vidas, suas características não são estáveis ao longo do tempo, uma vez que o meio em que se insere é dinâmico, com constantes inovações na oferta e na tecnologia, que alteram as expectativas dos demandantes, causam impacto sobre custos e modificam relações estabelecidas, exigindo permanentes ajustes. À medida que melhora a oferta, sobe o nível de expectativa da demanda, obrigando quem busca a qualidade a estar sempre superando patamares já atingidos.

Esse fato traz enormes dificuldades operacionais a quem pretende se manter permanentemente atualizado, exigindo uma série de capacitações, motivações e recursos voltados especificamente à qualidade, agregados àqueles necessários à prestação dos serviços profissionais de cada especialidade.

Nessas circunstâncias, além de todos os recursos relacionados com a atividade fim de qualquer organização (em especial a atualização profissional e tecnológica), é preciso ter informações e meios necessários para o monitoramento do mercado em que ela se insere, avaliando as necessidades e os anseios de clientes e parceiros, interagindo com fornecedores e com a comunidade, operando com uma estrutura suficientemente flexível para oferecer permanentemente respostas adequadas às crescentes expectativas, respeitadas as limitações financeiras e técnicas existentes.

Assim, não basta a segurança de que se está prestando um excelente serviço do ponto de vista técnico; é preciso entender o que espera o cliente – nesse caso um conceito também complexo, sempre em vista

das expectativas e relações entre os três principais atores do sistema. Imaginemos o caso de um laboratório clínico:
- ▶ O paciente (que vem ao laboratório por solicitação de um médico) procura uma solução rápida e competente, com o mínimo de desconforto e desperdício de tempo. Se for ele o responsável pelo custeio direto dos exames, preocupa-se com o valor da conta; se esta competir ao segurador, passa a ser um elemento secundário, ou mesmo objeto de um certo incentivo perverso (quanto maior a conta, maior a expectativa de confiabilidade e a sensação de estar obtendo algo de bom pelo seguro pago mensalmente).
- ▶ O médico que encaminhou o paciente espera competência, confiabilidade, rapidez e resolutividade, preferencialmente sem nenhum desconforto para ter acesso aos resultados desejados (no caso das distorções econômicas discutidas acima, pode-se agregar a esses quesitos também o interesse em receber um percentual da conta – nesse caso estimulando o uso excessivo e talvez desnecessário de recursos diagnósticos complementares).
- ▶ O responsável econômico pela conta espera que os exames sejam de fato pertinentes e necessários ao caso em questão, feitos de modo competente e com custo razoável.

Essas expectativas gerais de qualidade são permanentes, mas o modo como devem ser atendidas evolui. Exemplos disso são visíveis diariamente à nossa volta:
- ▶ A partir do momento em que, sempre em nosso exemplo hipotético, um laboratório passa a oferecer o serviço de coleta domiciliar (ou hospitalar), a avaliação do serviço de quem não dispõe desse recurso é penalizada.
- ▶ A transmissão de resultados por meio eletrônico, ligando diretamente o laboratório ao médico solicitante – com economia de tempo e incremento de conforto ao paciente e ao médico –, passa a ser indispensável uma vez iniciado seu uso.
- ▶ O crescente número de lançamentos de imóveis que integram consultórios, serviços de apoio diagnóstico, hotelaria e até mesmo internação demonstra o apelo à resolutividade que tem um conjunto dessa natureza, onde um paciente pode ir ao médico, ser encaminhado a um especialista, fazer os exames solicitados e voltar ao primeiro

médico com o mínimo de desconforto e desperdício de tempo, oferecendo ainda, para pacientes de outras localidades ou com quaisquer limitações, a possibilidade de pernoite ou permanência em *flats* dentro de um mesmo complexo de serviços.

A cada nova facilidade ofertada ao mercado, aumenta a satisfação dos envolvidos e cresce o nível geral de expectativas. Esse é um processo de mão única, no qual não existe volta a patamares já superados.

A contrapartida é o custo dessa evolução, que exige constantes investimentos em recursos técnicos e humanos por parte dos prestadores, refletindo-se direta ou indiretamente no bolso dos usuários.

O papel da qualidade nesse ciclo é fundamental, sendo o fulcro da mudança e como tal devendo antecipar as mudanças ambientais previsíveis, a fim de capacitar a organização ao atendimento das expectativas com agilidade suficiente para resguardar (ou reforçar) sua competitividade.

RESUMO

A qualidade é um tema dos mais atuais, sendo debatido em relação a quase todos os aspectos da vida contemporânea.

As exigências em relação aos atributos da qualidade são dinâmicas, mudando a demanda à medida que evolui a oferta. O que era excelente até hoje amanhã será ultrapassado e inaceitável. Isso exige das pessoas e das empresas um constante processo de atualização, que demanda recursos específicos e capacitações próprias, possibilitando acompanhar a evolução das expectativas do mercado e a incorporação dos valores razoáveis para o produto e serviço gerenciados.

Questão crítica é a velocidade e o ritmo dessa evolução, em que as empresas líderes têm o ônus de capitanear esse processo, antecipando a evolução da oferta à insatisfação da demanda.

Ciclo da qualidade no sistema de saúde 8

Conforme comentado anteriormente, a atenção à saúde não nasce como sistema, mas como solução individual ou familiar aos problemas de saúde.

O relacionamento torna-se mais complexo à medida que o modelo e a tecnologia evoluem, porém as relações pessoais entre pacientes e prestadores continuam sendo a base estrutural de qualquer sistema. A concorrência entre prestadores, aliada à livre escolha do prestador pelos usuários, estimula a qualidade, sob os princípios da busca do equilíbrio entre oferta e demanda, desde que haja uma oferta mínima.

Durante a fase de estruturação de um novo modelo, costuma-se observar maior preocupação com a organização do sistema e com a definição do espaço e das atribuições de cada um de seus participantes do que com questões, valores e princípios da qualidade.

A ênfase do sistema na qualidade surge a partir da estabilização desse processo de acomodação e ajuste, estimulada pela concorrência entre prestadores pela preferência do cliente. Assim, em uma economia totalmente estatizada, como as da Europa Oriental comunista, a preocupação dos prestadores com a qualidade de seus serviços é baixa, se comparada com os esforços de prestadores que precisam cativar seus clientes – e assegurar seu ganho – dentro de um modelo de livre concorrência de mercado.

Os primeiros esforços pela qualidade tendem a ser individuais, de profissionais independentes ou de alguns setores de um estabelecimento maior, usualmente motivados pelo seu dirigente, muitas vezes defrontando-se com as mais variadas barreiras, em especial quando seus esforços demandam recursos materiais que concorrem com outras solicitações de investimento.

O movimento da qualidade tende a tomar vulto institucional em um estágio posterior, geralmente condicionado pela consciência de grandes perdas monetárias causadas por desperdícios e ineficiências, pela busca de uma clientela diferenciada (com vistas a maiores tarifas pelos mesmos serviços) e/ou pelo risco de perda de mercado (seja pela insatisfação da clientela com os serviços oferecidos, seja pela oferta superior de concorrentes).

Esses são momentos de crises de identidade, de rejeição parcial ou total daquilo que vem sendo feito, de conflito entre a visão estratégica e a prática operacional.

A dificuldade prática é que a visão e a vontade *estratégica* competem aos proprietários, acionistas e dirigentes de uma organização, enquanto o desenvolvimento da operação é atribuição ao restante das pessoas; e o engajamento nessa mudança pode não ser compartilhado por todos – especialmente por aqueles que sentem ameaçados seus feudos, criados ao longo de muitos anos de trabalho e mantidos como territórios resguardados.

Maior desafio encontra-se em hospitais públicos brasileiros, nos quais na maioria dos casos falta a visão estratégica, enquanto os recursos disponíveis tantas vezes mal cobrem os custos da folha de pagamento dos funcionários.

O processo de mudança de comportamentos estabelecidos não é fácil, haja vista o volume de investimentos corporativos realizados na área de capacitação e treinamento, além da massa de recursos anualmente alocada à premiação daqueles que lograram mudar suas atitudes.

A mudança depende da vontade individual, e esta, em uma visão simplista, pode ser condicionada por três fatores primordiais:
- internamente, a insatisfação pessoal com a situação vigente, se esta difere dos valores pessoais e profissionais;
- perspectivas de recompensas ou reconhecimento pela mudança; e/ou
- perspectivas de consequências indesejáveis pela não mudança.

Mais uma vez, os pioneiros arcam com o ônus dos custos de alterar o curso inercial do sistema, cujos benefícios são capturados quando o sucesso de seus esforços se transformam em instrumentos de *marketing* e diferenciação, colocando-os em posição competitiva vantajosa nos mercados em que atuam.

É a partir do momento em que *a demanda* entende o valor da qualidade e passa a exigi-la como precondição de compra de serviços que o processo se torna acelerado e irreversível.

É esse último estágio do processo que pode ser hoje observado nos mercados mais desenvolvidos, como, por exemplo, o norte-americano. Neste o pré-requisito mínimo para aceitação de um estabelecimento prestador de serviços de saúde é sua acreditação pela *joint commission*, sendo o processo de escolha de prestadores pelo cliente fundamentado tanto em relatórios de desempenho com avaliações objetivas de diferentes indicadores de qualidade publicados por entidades independentes como por meio de serviços especializados de orientação ao consumidor.

A título de exemplo, relacionamos a seguir uma sugestão de itens a serem verificados pelo paciente para escolher um hospital que atenda às suas necessidades ou expectativas, conforme publicação da *Joint Commission on Accreditation of Health Organizations* dos Estados Unidos:

- Inicie sua investigação perguntando ao seu médico quais são as vantagens e características especiais de cada hospital em que ele trabalha.
- Verifique quais hospitais aceitam seu convênio ou seguro-saúde.
- Os serviços e especialidades oferecidos pelo hospital atendem às suas necessidades médicas?
- Sua condição clínica ou enfermidade exige serviços de um estabelecimento especializado?
- Quais são as estatísticas de resultado do hospital em relação ao tratamento de casos similares ao seu?
- Qual é o preparo específico do médico que vai tratá-lo em relação ao seu diagnóstico? Pergunte-lhe com que frequência ele trata desse tipo de doença ou realiza esse procedimento específico.
- A localização do hospital é conveniente para você e para sua família?
- Você e seus familiares conseguem chegar ao hospital para consultas, exames ou atendimentos de emergência com facilidade, consideradas as condições usuais de trânsito?
- O hospital dispõe de uma lista impressa relacionando os serviços que presta e os respectivos preços?
- Que suporte o hospital oferece para ajudá-lo a conseguir apoio financeiro, caso necessite?
- O hospital é acreditado por alguma entidade nacionalmente reconhecida, tal como a *Joint Commission*? (A acreditação pela *Joint Commission* significa que o hospital procurou, por vontade própria, conseguir sua acreditação, com sua estrutura e serviços corres-

pondendo aos padrões nacionais de saúde e segurança. A *Joint Commission* faz avaliações no local, verificando os serviços médicos e de enfermagem, condição física do estabelecimento, programas de segurança, unidades de cuidados especializados, serviços de farmácia, procedimentos de controle de infecções e uma série de outros quesitos relacionados com a atenção ao paciente.)

- O hospital explica ao paciente quais são seus direitos e responsabilidades? Peça uma cópia escrita desses direitos e deveres.
- Quem é responsável por desenvolver o seu plano pessoal de cuidados?
- Como os médicos envolvidos com seu tratamento são informados de suas necessidades específicas?
- Você e sua família podem ser permanentemente informados da evolução do seu estado de saúde?
- O hospital dispõe de assistentes sociais? Em caso afirmativo, verifique o tipo de trabalho realizado – em geral deve ser oferecida ajuda aos pacientes e seus familiares para encontrarem apoio emocional, social, clínico, psiquiátrico e financeiro.
- Será preparado um plano de recuperação para você, antes de sua alta hospitalar? Pergunte quais os serviços disponíveis no hospital e qual será a participação de seu clínico.
- O hospital lhe oferecerá o treinamento necessário para continuar seu tratamento em casa, após a alta hospitalar? Pergunte qual o treinamento disponível para troca de roupa, utilização de equipamentos médicos e uso de medicamentos. O hospital dispõe de instruções escritas, de fácil entendimento, para esse fim?
- O hospital é limpo? Visite o hospital e observe. Peça para ver salas de espera, quartos e salas de cuidados médicos.
- As salas de espera são confortáveis?
- Você se sentiria bem recuperando-se nos quartos oferecidos? O quarto lhe dá privacidade? Esses quartos dispõem de poltronas confortáveis para os visitantes?

Comparando esse tipo de questionário às bases de informações de que dispõem os pacientes (ou mesmo os médicos) em nosso meio para a escolha do hospital no qual se submeterão a algum tipo de tratamento, fica evidente o quanto ainda precisamos evoluir até chegarmos aos padrões dos países mais avançados nessa matéria.

A observação seguinte é que essas informações não são necessariamente coletadas pelos potenciais pacientes em cada um dos hospitais sob consideração: se assim fosse, seria preciso dispor de um batalhão de pessoas apenas para acompanhar os eventuais futuros clientes, e haveria muitos transtornos causados por visitantes pelos corredores querendo verificar o conforto de poltronas, a limpeza de salas de curativos ou a vista dos quartos de diferentes andares.

Na realidade, esse tipo de informação é coletado no hospital e divulgado no mercado por diferentes veículos, à semelhança do que se observa no setor hoteleiro. Existe um *marketing* estruturado que busca diferenciar o hospital aos olhos de seus possíveis clientes, médicos e pacientes – que compartilham a decisão de escolha do estabelecimento –, objetivando desde a manutenção de elevadas taxas de ocupação até negociações de preços que assegurem margens atraentes e busca de suporte institucional e pessoal para melhoria e modernização constantes das instalações.

É sabido que nos Estados Unidos o hospital tem uma posição de destaque no contexto da estrutura social da comunidade em que se insere, atuando em uma ampla gama de frentes, além de sua atividade fim: tem papel importante por suas atividades educativas nas mais diversas matérias (oferecendo múltiplas áreas de especialização, que vão da administração e finanças à gestão de prestação de serviços, *marketing*, enfermagem, hotelaria, limpeza, fisioterapia, assistência social, puericultura, etc.), presta-se ao trabalho voluntário e à benemerência – valores essenciais da cultura daquele país –, é um centro de referência para a incorporação tecnológica e pesquisa científica e até mesmo um patamar de campanhas políticas.

RESUMO

Nas organizações sociais mais primitivas, a qualidade do sistema de saúde deriva das relações diretas entre prestador (curandeiro, acupunturista, médico ou outro qualquer) e paciente.

À medida que o sistema se torna mais complexo, com a interveniência de outros atores, essas relações tornam-se mais difusas, e a concorrência acaba servindo como mecanismo de estímulo à busca da satisfação do cliente, sob pena de perda da receita dele advinda.

Movimentos estruturados de qualidade total tendem a se instituir apenas em um estágio mais avançado da organização social, quando se tornam intoleráveis os custos de perdas e desperdícios.

Nessas condições, a oferta, a demanda e a concorrência tendem a ser organizadas mediante critérios técnicos cada vez mais detalhados, o que requer informação e julgamento profissional.

A partir dessa realidade, vêm-se instituindo diferentes entidades ligadas à qualidade, desde organizações de acreditação da qualidade (como as que conferem a certificação de processos, ISO, etc.) até empresas que se propõem auxiliar o consumidor a tomar sua decisão de compra, oferecendo-lhe informações abrangentes acerca de cada alternativa ou no mínimo alertando-o sobre os pontos críticos que devem ser considerados subsídios à decisão.

Gente 9

Até agora falamos muito de sistemas, estruturas, processos e métodos dentro do contexto da saúde. Nada disso existe, no entanto, sem *gente*. A base de tudo que foi dito são pessoas, pacientes, médicos, gestores, planejadores e outros.

O sistema é criado por pessoas para servir a outras, e seus resultados dependem das visões e vontades de quem dele participa.

Os diversos profissionais envolvidos direta ou indiretamente na atenção à saúde – nos serviços de enfermagem, diagnóstico, limpeza, recepção, lavanderia, nutrição, administração, manutenção, etc. – têm, cada um, seus próprios objetivos pessoais e profissionais, cujo conjunto influencia os processos e resultados envolvidos com o procedimento.

O paciente identifica a organização que lhe presta serviços com cada um dos funcionários a ela pertencentes e tende a avaliar o serviço recebido por critérios diferentes daqueles utilizados pelo prestador. Assim, muitas vezes, os esforços conjugados de toda uma equipe para prestar um excelente serviço *sob os critérios de julgamento do prestador* podem ser grandemente prejudicados por atitudes equivocadas de apenas um de seus elementos, *avaliado pelos parâmetros do paciente*.

Em outras palavras, a rigidez no cumprimento das normas estabelecidas, por melhores que sejam, nem sempre assegura o melhor serviço. Bom senso, empatia, humanidade no tratamento e busca de flexibilidade são ingredientes imprescindíveis para um bom serviço.

Existem muitas técnicas de suporte à mudança de comportamento, cada uma com seus méritos próprios, mas o sucesso no caminho da qualidade depende só de *pessoas* e *atitudes*.

Normas, regras, rotinas e regulamentos são, pela sua própria natureza, balizadores médios, que definem comportamentos e procedimentos gerais para situações usuais.

Todos nós sabemos que, especialmente no meio da saúde, a exceção é normal, demandando dos profissionais do setor a capacidade de entender a problemática do paciente e lhe oferecer a assistência mais humana possível.

Uma recepcionista, por exemplo, pode arruinar a avaliação da qualidade dos serviços recebidos por um paciente em um consultório ou centro de diagnóstico às vezes por uma simples informação errada acerca de um detalhe burocrático.

Podemos imaginar o transtorno de um paciente que se desloca de longe, em jejum, no seu horário de trabalho, após ter-se informado dos pré-requisitos necessários para a realização de um exame, quando uma recepcionista inflexível lhe comunica que não poderá ser atendido por falta de uma guia ou carimbo, *de cuja necessidade não havia sido informado.*

Por outro lado, tendemos a considerar o usuário do serviço de saúde meramente *paciente*, não agente do setor, dessa forma limitando seu compromisso para com a qualidade do sistema ao simples papel de observador e crítico.

No momento da prestação de um serviço essa visão pode ser verdadeira, mas ela não é aceitável quando analisamos o setor de saúde em seu contexto social, uma vez que o usuário é também quem paga a conta e que seu estado de saúde não é um evento fortuito e imprevisível, mas uma condição que ele tem a possibilidade e o dever de influenciar.

É comum observarmos na sociedade o comportamento irresponsável das pessoas para com sua própria saúde, comendo e bebendo em excesso, fumando, dirigindo perigosamente, levando vida sedentária, usando drogas e tantas outras atitudes sabidamente danosas ao organismo e causadoras seguras de enfermidades variadas. Esse é o modo de vida regular de grande parte da população (especialmente nos centros urbanos mais desenvolvidos), eximindo-se de qualquer culpa quanto ao risco, uma vez que há um segurador que se responsabilizará pelo ônus de um eventual tratamento.

A apreciação da responsabilidade individual para com a saúde dentro do sistema coletivo vem-se alterando, estimulando o beneficiário do seguro a engajar-se com o gerenciamento consciente de seu próprio risco.

A título de exemplo podemos citar seguradoras que solicitam que os segurados façam *check-ups* periódicos (cuja natureza e frequência são estabelecidas em função do perfil de risco do paciente, caracterizado principalmente por sexo, idade, condição clínica e histórico de saúde), visando à detecção precoce de quaisquer disfunções, buscando tanto a redução dos custos do sistema como melhor qualidade de vida para o usuário.

Os beneficiários do sistema que não apresentarem os resultados de seus exames preventivos dentro dos prazos estabelecidos estarão caracterizando, pelo seu comportamento, maior risco de seguro, sendo penalizados com o incremento em seus prêmios individuais (ou em suas mensalidades) em vez de onerarem o conjunto dos segurados de modo indistinto.

Outra importante consideração que sem dúvida se relaciona com o modo de trabalho e com a qualidade do resultado é o nível de remuneração dos profissionais atuantes na área de saúde, onde em geral se exigem absoluta dedicação, constante atualização, cumprimento de horários de trabalho e escalas conflitantes com a vida doméstica da maioria das famílias, em troca de um pagamento muitas vezes minguado – desde os médicos, aos quais o próprio Estado propõe cerca de R$ 1.500,00 mensais por quatro horas diárias de trabalho, até toda a equipe que cuida das operações essenciais de limpeza, nutrição, lavanderia, recepção e administração, que recebe pouco mais de um salário mínimo.

Para alcançar patamares de ganho compatíveis com suas expectativas materiais – e mesmo com os níveis salariais de outros setores –, essas pessoas submetem-se a enorme sobrecarga, utilizando o tempo que deveria ser dedicado ao repouso e à família para assumir um segundo emprego, que propicia mais dinheiro no bolso em troca de significativo desgaste físico e fadiga permanente, acentuados pelas deficiências do sistema de transporte das grandes metrópoles de nosso país (que podem consumir algumas horas diárias nos trajetos entre empregos ou entre a casa e o trabalho).

Conseguir dedicação, engajamento, compromisso em assumir responsabilidades adicionais e entusiasmo de pessoas que vivem nessas condições requer um esforço além daquele vivenciado em outros setores ou em outros países, onde o cidadão tem a "felicidade" de conseguir assegurar seu sustento com razoável dignidade tendo "apenas" um emprego.

O grande desafio da filosofia da qualidade é canalizar a energia de todos para a eterna insatisfação com a situação vigente, buscando permanentemente melhorar *o que* se faz e *como* se faz, procurando maximizar a eficiência, a produtividade e os resultados, *mantendo engajadas as pessoas atuantes na organização.*

RESUMO

Atingir objetivos de qualidade nem sempre é fácil, pois cada pessoa tem seus próprios critérios, e muitas vezes o conceito de qualidade da organização pode conflitar com a do empregado ou com a do cliente.

Por outro lado, a percepção da qualidade de um serviço é fruto da pessoa que presta o serviço, e esta acaba sendo identificada pelo cliente com a organização na qual trabalha.

A avaliação da qualidade do serviço de saúde recebido costuma ser feita por critérios leigos, que nada têm que ver com a qualidade técnica do serviço. Assim, prestar uma excelente atenção médica não assegura a satisfação do cliente – é preciso, além da qualidade técnica, incorporar ao serviço os atributos relevantes aos olhos do paciente, que podem incluir conforto/luxo das acomodações, atenção e cortesia pessoal, presteza no atendimento das chamadas, sabor da comida, postura das pessoas, etc. Esses são, na maioria, atributos pessoais, e não organizacionais, que não são assegurados pelo bom cumprimento de normas detalhadas; exigem algo mais, como dedicação, empenho, respeito pelo cliente.

É comum em nosso sistema os papéis dos atores não estarem muito claros, causando distorções. O paciente do Estado ou de um convênio raramente é visto pelo pessoal do hospital como cliente, pois quem paga a conta é um terceiro (embora quem pague a este terceiro seja o paciente, por meio de impostos no primeiro caso e contribuições mensais no segundo); o pessoal de saúde recebe salários insuficientes para poder se dedicar inteiramente ao emprego, e acaba sacrificando horas de repouso, lazer e convívio familiar pela busca de um segundo (ou terceiro, ou mesmo quarto) emprego, deixando pouca predisposição a dar de si o melhor em cada momento do trabalho.

O grande desafio de programas de qualidade é canalizar essa insatisfação com a situação vigente para um esforço coletivo e sistemático de mudar para melhor.

Os gurus da qualidade 10

A abordagem sistemática da qualidade não é novidade no meio industrial, e há algumas décadas muitos teóricos e alguns práticos tratam do tema no mundo, com diferentes experiências, abordagens e resultados – nessa área o Japão registrou significativos avanços, conseguindo destacar-se no cenário internacional.

Conceitos e experimentos foram desenvolvidos, e alguns autores formaram legiões de seguidores, propondo processos e métodos para implantar a qualidade no mundo empresarial.

Entre tantos autores de renome internacional, poderíamos mencionar Karou Ishikawa, William Deming, Philip Crosby, Michael Porter ou mesmo Peter Drucker, cujas propostas formaram escolas de gestão empresarial baseadas em conceitos inovadores.

Não é nosso propósito discutir as diferentes correntes filosóficas ou propostas neste amplo campo, mas apenas registrar o fato de que o tema é fonte de preocupação de pensadores em todo o mundo, e que, apesar dos esforços de tantos especialistas, não se criou um método definitivo que permita implantar de modo inquestionável a qualidade em qualquer sistema.

Existem *ferramentas* consagradas que muitas vezes se confundem com programas de qualidade, tais como a famosa Espinha de Peixe de Ishikawa, ou os círculos de qualidade, cuja finalidade é *auxiliar o processo de qualidade*, oferecendo suportes analíticos e processuais para a sua implantação, sistematizando e facilitando a tarefa, mas que não garantem o resultado.

O campo da prestação de serviços de modo geral está menos avançado que a indústria no que tange ao desenvolvimento e à implantação de programas de qualidade; e o campo da saúde, em particular, dada a sua natureza e complexidade, está ainda em um estágio mais preliminar de desenvolvimento no que diz respeito à qualidade.

O benefício dos chamados *late entrants*, ou seja, aqueles que entram depois em determinada atividade, é a redução do tempo e da energia necessários à criação e avaliação de alternativas, já que podem aprender com os pioneiros.

Nessa perspectiva, podemos avaliar os riscos e benefícios inerentes aos diferentes recursos e metodologias utilizados em outras áreas para apropriá-los ao nosso meio, ganhando velocidade e reduzindo a margem de erros inerentes a experimentos em sua primeira avaliação.

É essencial ter uma perspectiva correta da questão da qualidade. Apesar de muitas vezes termos dificuldade em definir *o que é* qualidade, sabemos com segurança *o que não é* a qualidade que buscamos.

A primeira constatação é que um programa de qualidade *não é* um programa isolado. Necessariamente deve estar inserido em um plano geral da organização e contemplar os vários aspectos críticos que envolve, especialmente pessoas e recursos. Idealmente, deveria ter o cumprimento dos objetivos fixados acoplado ao sistema de avaliação de desempenho, possibilitando o pleno reconhecimento dos esforços feitos.

Qualidade também *não é* um esforço individual. O sucesso exige o aperfeiçoamento das relações entre fornecedores e clientes externos e internos, entendendo as necessidades de cada um e procurando otimizar produtos e processos da organização como um todo.

O objetivo maior de um programa de qualidade *não é* receber um certificado (ISO 9.000, 14.000 ou similar). Um certificado desse tipo, embora desejável em determinadas empresas (especialmente se atendem mercados distantes, nos quais esse tipo de certificado reforça a imagem de idoneidade da organização), é só um atestado de que determinadas regras foram cumpridas e de que certos padrões de processo e resultado são seguidos. O que se busca, na realidade, é difundir a filosofia e a postura de qualidade em toda a organização, é *fazer qualidade*.

Qualidade também *não é* uma camisa de força que tudo subjuga, muito menos uma panaceia.

Nossa proposta será, portanto, estimular os esforços para que se busque, entre tantas propostas, formatar um modelo que facilite, em cada organização, a gradativa mudança de filosofia em direção a um trabalho mais racional e produtivo, com pleno engajamento de todos na busca de fins comuns.

RESUMO

Programas de qualidade são assuntos conhecidos e situações vividas há longa data no meio industrial.

No setor de serviços o assunto é mais recente e poucas são as experiências concretas concluídas. Esse fato, que em si parece indício negativo, pode ser visto pelo ângulo mais favorável como uma oportunidade de reduzir o tempo de aprendizado a partir da observação e ajuste de casos e instrumentos de sucesso e fracasso em outros setores.

Os vários gurus da qualidade recomendam caminhos e processos similares e complementares, mas é importante lembrar que não existem fórmulas mágicas; qualquer que seja a linha seguida, requer trabalho sistemático, engajamento de pessoas que trabalham em equipe e recursos específicos.

O objetivo de um programa dessa natureza não pode ser a obtenção de um certificado, mas a mudança da cultura da organização.

A proposta deste trabalho é apresentar subsídios à avaliação da situação individual de cada leitor, oferecendo-lhe material para reflexão de como minimizar os riscos em um programa de qualidade, aproveitando um pouco da visão de experiências vividas por terceiros.

O processo analítico 11

As variadas propostas de qualidade, apesar de terem objetivos semelhantes, sugerem caminhos e instrumentos diferentes para atingi-los.

São muitas as histórias de sucesso e outras tantas de fracasso para aprendermos alguma lição antes de nos aventurarmos por um programa de qualidade.

Pensadores e administradores eminentes, partindo de situações parecidas e querendo chegar a resultados semelhantes por diferentes caminhos, tinham algo em comum na sua abordagem: um *processo*, uma sequência estruturada de ideias, que permitiu ordenar o entendimento da situação e formular suas propostas de solução.

Muitos pesquisadores direcionaram o foco de seu trabalho para o entendimento desses processos, tentando construir ferramentas de suporte à análise e à tomada de decisão que melhorassem a capacidade gerencial dos responsáveis por essas atividades nas diferentes empresas.

Nosso objetivo é tentar entender alguns desses processos, baseados na estrutura lógica do pensamento, de forma que fundamentem melhor as decisões inerentes às nossas situações de trabalho, cuja resultante determinará a qualidade daquilo que fazemos.

Dimensão justa

O primeiro passo na busca de uma solução, em qualquer campo, é o *entendimento do problema*. A qualidade insere-se nesse contexto na medida em que o desempenho vigente é diferente do desejado.

A vida profissional é rica em exemplos de situações indesejadas no seio das organizações ou em suas relações com o ambiente externo, sendo uma das maiores dificuldades estabelecer um consenso do que *realmente* é o problema.

Relatos individuais tendem a ser bastante abrangentes, criando enunciados de problemas que em geral misturam vários problemas de diferentes origens e causas variadas, e que requerem soluções específicas. A primeira preocupação que devemos ter para entender corretamente uma situação é fracioná-la em elementos ou atividades individuais específicas. Para isso é preciso que:

- sejam identificadas ações ou situações individuais; e
- cada uma delas seja quantificada, mensurada.

Assim, uma queixa de que "sempre falta roupa de cama na pediatria" é difícil de ser solucionada sem que sejam respondidas algumas perguntas essenciais, tais como:

▶ Qual é a roupa que falta?
▶ Quanta roupa falta?
▶ Em que setores da pediatria falta?
▶ Em que dias ou em quais períodos específicos isso ocorreu no último mês?

Com essa investigação simples passamos de um enunciado genérico para a caracterização de uma situação específica – conseguimos obter a dimensão justa da situação que pretendemos resolver.

Um processo eficiente é aquele no qual as atividades são desempenhadas de modo uniforme por qualquer pessoa, ou seja, deve haver *um padrão*.

Do mesmo modo, para que nossa investigação possa ser efetiva, é preciso que haja um consenso sobre como *deveria ser* a situação aceita como normal, ou seja, qual é o padrão.

Fica evidente que o conceito de problema é relativo, entendido como uma situação de desvio em relação ao padrão vigente, cuja continuidade demandará medidas de ajuste para evitar consequências indesejáveis.

Embora o conceito seja transparente, poucas organizações hospitalares têm padrões formais estabelecidos para a maioria dos atos ou atividades que se desenvolvem entre seus muros.

Isso naturalmente não quer dizer que ninguém saiba como devem ser as coisas – pelo contrário, cada um pode ter seu próprio entendimento do *deveria ser*, o que em termos de qualidade é uma barreira importante, pois oscilações nos meios e fins passam a ser a normalidade, aceitando-se como perfeitos produtos, serviços ou processos com diferentes graus de eficiência, produtividade ou resultado.

Se o padrão não estiver claro, fica extremamente difícil saber se ou onde houve algum desvio, especialmente se não houver indicadores mensuráveis.

Do mesmo modo, se não houver uma avaliação da realidade, ou se a avaliação não ocorrer *em tempo hábil*, eventuais desvios não serão detectados ou só serão percebidos quando não puderem mais ser corrigidos – restando apenas a possibilidade de implantar medidas que minimizem a probabilidade de repetição do mesmo problema no futuro.

Para exemplificar essa diferença poderíamos pensar em duas situações:

▶ **Se o ciclo usual de lavagem** nas máquinas da lavanderia é de uma hora e se a roupa não estiver pronta para secagem em noventa minutos, estará claro para qualquer funcionário do setor que a máquina está com algum problema e se deverá buscar imediatamente uma solução para assegurar a continuidade do serviço.

▶ **Na maioria dos hospitais**, se um paciente ambulatorial espera quinze ou quarenta minutos para ser atendido, ninguém se preocupa em analisar causas ou buscar soluções imediatas, embora possam ocorrer consequências similares às dos acúmulos de atrasos da lavanderia; porém, nesse caso, em geral não há um padrão claro, tampouco se afere a realidade em relação a esse padrão (eventuais estatísticas do tempo de espera são consolidadas *a posteriori*, e o principal indicador do desvio – a formação de filas inusitadas na sala de espera – é eventualmente associado a uma demanda excepcional).

A diferença fundamental entre as duas situações é que na primeira há um padrão claro (mesmo que não formalmente especificado, mas preciso e conhecido por todos) e uma mensuração da realidade em relação ao padrão (seja por meio do relógio de funcionários, seja pela observação de que a lavagem "empacou" em determinado ponto do ciclo); na segunda o padrão é inexistente ou obscuro e não se faz a mensuração da realidade (ou não se obtêm os resultados em tempo hábil para a constatação da ocorrência de um desvio e a implantação de medidas de ajuste – ou seja, os pacientes daquela sala de espera serão atendidos com atraso ou com menor qualidade).

Localização do problema

Bons gestores têm de ser bons observadores; a boa gestão é caracterizada pelo uso eficiente dos recursos, normalmente entendido como o máximo de resultado por unidade monetária aplicada.

Quando pensamos em problemas, em situações indesejáveis, em desvios do padrão esperado, a essa característica de eficiência agrega-se o fator tempo, pois, quanto mais tempo passar desde a ocorrência do desvio, maior tenderá a ser o prejuízo.

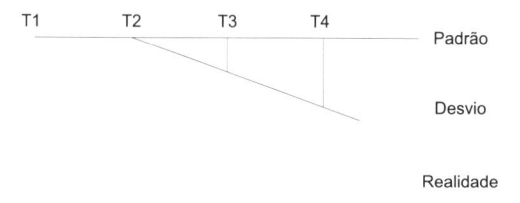

De modo esquemático, poderíamos pensar no desenvolvimento de uma situação ao longo do tempo analisando o que ocorreria a cada momento:
- ▶ No momento T1 existe a expectativa de determinado padrão de desempenho, e a realidade acompanha esse padrão.
- ▶ No momento T2 ocorre alguma anormalidade (causa do problema), e o desempenho real começa a divergir do esperado.
- ▶ No momento T3 o desvio já é mais amplo, sendo mais significativo o problema e provavelmente causando maiores transtornos.
- ▶ O momento T4 já registra uma realidade muito distante do desejável, cuja correção demandará mais tempo e/ou maiores recursos.

Fica evidente que, quanto mais precoce for a constatação do desvio, menor será o prejuízo e mais próximos estaremos de sua causa, de modo que possamos gerenciar a situação de forma mais eficiente.

A solução de um problema demanda, portanto, a localização e a circunscrição do problema em suas características temporais e espaciais.

A mente humana tende a usar paradigmas para situar o problema no tempo e no espaço, tentando observar seus limites, ou seja, onde *ocorreu* o problema e onde **não** *ocorreu*.

Tal organização de nosso raciocínio evidencia-se, por exemplo, quando se apagam repentinamente todas as luzes de nossa casa. Antes de olharmos o quadro de força, procuramos delimitar a abrangência do problema, olhando as casas vizinhas para constatar se estão ou não às escuras, separando a área problema da área não problema. Caso os vizinhos também estejam sem luz, o problema *não é* de nossa instalação, de nada adiantando procurar a *causa* em nossa casa, pois seguramente ela está fora.

Se diante da primeira constatação do desvio passarmos imediatamente à ação, baseados em nossa primeira hipótese de causa (o problema está em nosso quadro de força), seguramente desperdiçaremos tempo e esforços na direção errada, buscando um desvio inexistente.

Fica claro o valor de localizar corretamente o problema e buscar explicações que satisfaçam o questionamento das razões de ocorrência nas áreas problema e de não ocorrência nas áreas não problema.

O conceito de causa

O conceito de causa é extremamente importante quando constatamos problemas, pois *não existe problema sem causa*.

Se havia um padrão executado regularmente – roupa lavada em sessenta minutos ou energia disponível – e esse padrão deixou de ser seguido, algo ocorreu. Se nada tivesse mudado, o desempenho real continuaria correspondendo ao padrão.

A *causa*, portanto, decorre de uma *mudança*.

Se soubermos localizar o problema no espaço (onde ocorre e onde não ocorre) e no tempo (desde quando passou a ocorrer), poderemos procurar de modo mais objetivo *o que mudou* no entorno do momento em que começou a ocorrer o desvio.

É importante ressaltar que a mudança causadora do desvio pode ter ocorrido em algum ponto *antes* do momento do desvio, mas nunca depois.

A causa do problema em nossa máquina de lavar poderia estar, por exemplo, em um filtro entupido, que por sua vez ficou nesse estado por uma manutenção malfeita, que pode ter ocorrido semanas antes de o entupimento chegar ao ponto crítico de parar a máquina.

Solucionando o problema

Para a *identificação de um problema* precisamos, portanto, ter um padrão, monitorar a realidade e observar quando esta difere do padrão.

Para *localizarmos o problema* precisamos saber sua extensão, onde ocorre e onde não ocorre.

Para *buscarmos hipóteses de causa* do problema necessitamos ainda saber quando começou a ocorrer e o que mudou antes ou até o momento de começar o desvio.

Para *confirmarmos a hipótese mais provável* precisamos que ela explique as diferenças entre problema e não problema, ou seja, qualquer coisa comum às áreas onde ocorre e onde não ocorre o problema *não pode ser a causa*.

Embora o exercício possa ser um pouco maçante, gostaria de contar com a compreensão do leitor para o valor de um esforço dessa natureza na implantação de um programa de qualidade, quando *cada área* deverá passar por uma avaliação rigorosa de sua situação em relação a um padrão desejável, confrontando o *é hoje* com o *deveria ser* de cada atividade nela desenvolvida.

O processo analítico é constituído por algumas perguntas cujas respostas direcionariam os esforços de solução para as áreas de maior probabilidade de encontrarmos as causas.

O grande valor de um processo analítico estruturado é que ele permite a alguém sem qualificação específica em determinada área encontrar soluções de problemas técnicos. Basta fazer as boas perguntas a quem possa respondê-las, a solução vem por si só.

Qualidade da solução

Encontrar a causa de um problema é condição necessária mas não suficiente para uma solução perfeita. Nossa tendência, até mesmo pelo condicionamento que recebemos de agir com rapidez, é implantar uma solução imediata do problema e partir para o próximo, livrando-nos da pilha à nossa frente.

Mas aí vem a equipe da qualidade, que nunca está satisfeita, sempre querendo mais abrangência e mais profundidade, para conversar:

Fase 1: Elevação da autoestima (ou massagem no ego)
– *Ótima a sua atuação! Em quinze minutos você resolveu o problema da lavanderia sem sequer entender das máquinas. Parabéns!*
– *Ora... estou aqui para isso! Foi só fazer algumas perguntas... a equipe é que resolveu.*

Fase 2: Cadê a qualidade? Você resolveu da melhor forma possível ou só resolveu?
– *Acompanhamos o seu trabalho de Sherlock: você matou a charada do filtro entupido num instante. Mas... por que o filtro entupiu? Será que isso não vai acontecer de novo? Você olhou como está o filtro da segunda máquina? Será que ela não terá a mesma pane logo? VOCÊ IMPLANTOU A SOLUÇÃO COMPLETA?*
– *...?*

Em poucos instantes fica claro que nosso trabalho foi bom, mas poderia ter sido melhor. A solução poderia ter mais qualidade.

Nossa ferramenta pode ser melhorada. Basta agregar mais algumas perguntas ao nosso questionário, depois da primeira vitória de encontrarmos A CAUSA.

As perguntas são simples – basta que sejamos rigorosos nos diferentes graus de profundidade:

– *Qual é a causa da causa da causa da causa...?*

A pergunta parece estranha, mas é fundamental. Buscamos a verdadeira origem do problema, a razão primeira de ter ocorrido o desvio.

Vamos ao nosso exemplo da lavanderia:

– *Conforme sabemos, a causa da máquina parada é a falta de água no tambor.*
– *A causa da causa, ou seja, a causa da falta de água no tambor é o filtro entupido.*
– *A causa da causa da causa é a falta de manutenção. O filtro entupiu por não ter sido feita a manutenção preventiva da máquina no intervalo especificado.*

– A causa da causa da causa da causa: a manutenção não foi feita pela inexistência de fichas de manutenção preventiva do equipamento do hospital – a manutenção só é acionada quando algo enguiça.

Agora, sim, estamos diante da verdadeira dimensão do problema, conforme queria o pessoal da qualidade. Podemos fazer as demais perguntas da nossa lista, que as respostas vêm por si sós:

▶ **Onde mais o problema poderia ter ocorrido**, mas (ainda) não ocorreu?
▶ **Existem outras situações similares a essa**, para as quais não voltamos ainda nossa atenção?
▶ Que medidas podem ser propostas para resolver definitivamente a questão?

Em nosso exemplo fica claro o risco potencial que a falta de manutenção preventiva representa para todos os equipamentos do hospital.

É claro que a simples limpeza do filtro foi uma excelente medida contingencial, mas que estava muito aquém da efetiva solução do problema no hospital.

A solução completa, conforme ficou evidente, requer:

▶ de imediato: a revisão preventiva de todos os equipamentos, minimizando o risco de panes;
▶ a curto prazo: a reestruturação da atividade de manutenção.

Deixamos para o leitor a reflexão sobre o nível de detalhe e sobre a dificuldade de avaliar e eventualmente modificar situações em que tudo funciona do modo entendido como usual, regular, quando um grupo visionário muda o padrão, definindo que aquilo que era até hoje a norma do bom desempenho passa a ser um comportamento indesejado.

A dimensão da dificuldade de implantar a nova conduta é ainda maior – sujeita a barreiras de todo tipo – se a crítica vem de fora do grupo que trabalha no setor em questão, quando se podem ouvir pelos corredores ou nas rodas de café os revoltados comentários acerca dos enxeridos de fora que acham que sabem tudo melhor, querendo mexer em uma área que sempre foi elogiada pelo bom desempenho.

RESUMO

Qualquer sistema administrativo, formal ou informal, é baseado em uma sequência de atividades inter-relacionadas objetivando algum fim, constituindo-se em um *processo*. A implantação de um sistema de melhoras nos resultados passa forçosamente pela compreensão e análise desse processo.

O primeiro passo na análise é entender e delimitar as situações indesejadas, os problemas, buscando respostas para algumas questões essenciais, esclarecendo o que, quanto, quando, onde ocorre cada situação indesejada.

A constatação de um problema é entendida como algo ocorrendo de modo diverso do que deveria, um desvio em relação ao padrão esperado. Para que isso possa ser observado é, portanto, essencial que haja um padrão definido e que seja o mesmo para o fornecedor e o cliente em cada situação de trabalho.

A avaliação da extensão do problema pode ser subsidiada verificando onde o problema ocorreu e onde não ocorreu *apesar de poder ter ocorrido* (onde existem condições operacionais muito similares).

No meio hospitalar brasileiro é comum nos defrontarmos com padrões subjetivos e individuais, o que constitui importante barreira para o processo de qualidade, pois oscilações nos meios e fins passam a ser a normalidade, aceitando-se como perfeitos produtos, serviços ou processos com diferentes graus de eficiência, produtividade ou resultado.

Para avançar no processo da qualidade é preciso definir o padrão desejável e instituir meios de aferição da realidade em relação a esse padrão, determinando a variação aceitável ou limites de tolerância a partir dos quais devem ser adotadas medidas corretivas.

O padrão associado a especificações de procedimentos assegura as bases para a uniformidade do desempenho de diferentes pessoas na mesma função.

A solução efetiva de problemas – ou de desvios em relação ao padrão desejável – demanda a busca das *causas* dessa variação.

No processo da qualidade o exercício é o mesmo, questionando-se como *deveria ser* o funcionamento de cada setor ou processo (qual o padrão) e avaliando-se a situação vigente em relação a esse padrão, encontrando-se eventuais desvios e suas causas.

A implantação de soluções completas demanda a identificação da causa primeira do problema – a causa da causa da causa.

Problemas *versus* projetos: a dimensão tempo

Até agora falamos essencialmente de problemas ocorridos. Estamos em um momento do tempo após a ocorrência de um desvio, tendo de corrigi-lo e minimizar seus efeitos danosos (ou em um processo de qualidade no qual não sabemos exatamente se a situação que analisamos é boa ou má, por não existirem as indicações do *deveria ser*). Não seria melhor *anteciparmos problemas futuros*, evitando que ocorram, e assim não tendo desvios, prejuízos, etc.?

Esses problemas ainda não existem, são *problemas potenciais*. Também podemos usar nossa técnica para trabalhar em duas frentes:
- minimizar a probabilidade de virem a ocorrer;
- minimizar o impacto se ocorrerem.

É evidente que o conteúdo de nossa investigação deixa de ser de apuração de fatos, passando à expectativa de fatos possíveis e prováveis. Deixamos de perguntar "o que aconteceu" e passamos a indagar "o que poderia acontecer".

Nossos interlocutores talvez sejam outros além daqueles ocupados com a operação regular das áreas onde problemas foram observados, agregando visão e experiência.

O exercício, da mesma natureza do anterior, consiste em fazer perguntas de mesmo conteúdo – apenas em outra dimensão do tempo. Estamos em um momento anterior à ocorrência do problema, prospectando o futuro:

▶ **Que problemas** poderiam vir a ocorrer?
▶ **Quais desses problemas** têm grande probabilidade de acontecer?
▶ **E para cada um desses problemas** muito prováveis, quais seriam as possíveis causas de ocorrerem? E as causas das causas?
▶ **O que poderíamos fazer para minimizar** a probabilidade de essas causas se manifestarem?
▶ **Caso essas medidas fossem insuficientes** e o problema surgisse, como poderíamos minimizar seu impacto?

São perguntas características das áreas de saúde, segurança e projetos quando imaginamos as condições futuras e minimizamos os riscos de falha.

Quando se fala em atenção preventiva na área da saúde, o primeiro pensamento que nos ocorre é a medicina preventiva por meio de vacinações, assistência social, etc. O campo da atenção preventiva para doenças endêmicas é de fato esse, mas, à medida que procuramos trabalhar com os males crônico-degenerativos e com as urgências, amplia-se o leque de intervenções, passando a ter papel relevante medidas econômicas e educacionais, incluindo medidas como o incremento nas contribuições de segurados de Health Maintenance Organization (HMO's) americanas que não se submetem a um *check-up* periódico, campanhas educacionais e multas de trânsito a quem dirige em condições de segurança reduzidas (sem cinto de segurança, sem habilitação, alcoolizado, etc.).

Mesmo que tomadas as medidas preventivas possíveis, é preciso manter uma estrutura de retaguarda, preparada para atender de modo competente as ocorrências que não conseguem ser prevenidas, procurando minimizar sua gravidade e efeitos indesejados.

O fato relevante é que o planejamento das medidas cabíveis, tanto para a redução das probabilidades de ocorrerem eventos indesejados como para minimizar seus efeitos danosos, é o mesmo processo discutido, levantando as possíveis causas, entre estas escolhendo as mais prováveis e implantando medidas que atuem sobre a probabilidade ou o efeito.

O mesmo ocorre com projetos (incluindo os programas de qualidade) em cuja execução temos sempre a possibilidade de prever problemas potenciais e medidas protetivas.

Se estivermos, por exemplo, trocando o equipamento de um setor, basta chamarmos a equipe responsável pela sua operação, os técnicos de manutenção, alguém que já tenha passado por experiência similar e mais dois pessimistas de plantão, que teremos uma longa lista de respostas para a pergunta única:

▶ O que você acha que pode dar errado?

– ... a máquina não chegar no dia aprazado...

– ... a fiação ser inadequada...
– ... o técnico que vem instalar ficar doente ou faltar justo naquele dia...
– ... a alvenaria não ficar pronta a tempo...
– ... nosso pessoal não saber operar a máquina...

Cada uma dessas possibilidades enseja medidas que reduzam sua probabilidade de ocorrer e o impacto de sua ocorrência, como exemplificado abaixo (evidentemente sem nenhuma pretensão de esgotar o leque de possibilidades).

Situação de risco	Minimiza a probabilidade	Reduz o impacto
Máquina não chega no dia	• Negociar prazo mais justo do que o necessário • Multa contratual • Acompanhamento regular do fornecedor	• Ter folga no prazo previsto • Ter prestador alternativo para o período em que a máquina não estiver funcionando
Fiação inadequada	• Verificar com o fabricante da máquina qual a fiação especificada e preparar o local em tempo hábil	
Técnico doente	• Exigir do fornecedor que haja mais de um técnico • Multa por atraso	• Ter técnico alternativo selecionado
Alvenaria não fica pronta	• Acompanhar a alvenaria • Aumentar o número de pedreiros se houver risco de atraso • Aumentar o turno (horas extras) • Oferecer gratificação pelo cumprimento do prazo	• Ter local preparado para guardar o equipamento • Avisar o fornecedor da máquina com tempo suficiente para reprogramar a entrega e instalação • Ter prestador alternativo disponível para o período em que a máquina não puder operar

(cont.)

Situação de risco	Minimiza a probabilidade	Reduz o impacto
Pessoal não sabe operar a máquina	• Treinamento prévio • Contratar pessoal com experiência no equipamento novo • Negociar com fornecedor assistência no período inicial	• Ter assegurado o contato com o serviço de assistência do fabricante • Ter prestador alternativo disponível para o período em que a máquina não puder operar normalmente

A incorporação das medidas sugeridas ao nosso projeto na realidade tem pouco custo adicional e nos garante maior qualidade no empreendimento, minimizando riscos de falhas, prejuízo e descontinuidade da operação.

RESUMO

Outro enfoque para a busca da qualidade e a minimização de problemas na organização é a *análise de problemas potenciais*, antecipando problemas que poderão vir a ocorrer, buscando suas causas prováveis e tomando medidas que minimizem a probabilidade de eles ocorrerem e medidas protetivas que reduzam os danos, caso ocorram.

Apesar de o conteúdo analítico ser similar, as necessidades de experiência e visão são diversas para avançar nessa linha de análise, buscando não mais a observação da realidade a seu redor, mas referências de situações ocorridas em circunstâncias similares que *poderão vir a ocorrer* no ambiente ora analisado.

Embora esse tipo de consideração seja comum no exercício da medicina – existindo até a especialidade de medicina preventiva –, é pouco difundido no tocante à administração de serviços de saúde.

Problemas, problemas, problemas... E a qualidade?

13

Começamos falando em qualidade, filosofias, conceitos, experiências relacionadas com vários temas, sempre com o objetivo de prestar um melhor serviço.

De repente nos envolvemos com problemas e dificuldades. Será que perdemos o rumo da qualidade?

Se trabalhamos em uma empresa organizada, onde cada um faz o melhor que pode, temos equipes engajadas e dispomos de profissionais qualificados, somos lucrativos; quando sabemos que o resultado de nossos esforços é reconhecido pelo mercado... será que temos problemas?

A resposta é... depende.

Como discutimos anteriormente, quem se aventura pela qualidade é um eterno insatisfeito, é alguém que acha que sempre pode melhorar algo, que persegue o inatingível.

Se a situação de nossa empresa satisfaz plenamente todos os padrões e desejos existentes, de fato não temos problemas: não há desvios em relação aos padrões estabelecidos.

Se estamos de fato tomados pelo espírito da qualidade, em uma situação como esta só nos resta fazer duas coisas:

1. QUESTIONAR

Muitas vezes as empresas e seus funcionários criam uma relação de confiança inabalável com o sucesso conquistado, passando a acreditar que se tornaram invulneráveis.

Esta é uma postura de risco, que deixa a empresa vulnerável ao "ataque" de quem vem munido do inabalável espírito da qualidade, com a crença indestrutível da humildade de seus esforços e resultados, absolutamente convicto de que sempre há algo a ser aperfeiçoado.

Se dispararmos uma bateria de questões como a exemplificada a seguir, imaginaremos que surgirão diversas ideias do que poderia mudar:

Será que, *de fato*, está tudo perfeito? Você tem *certeza*? Será que entendemos perfeitamente tudo o que o cliente quer? Nossas relações com os fornecedores poderiam ser melhoradas? Não existe nenhum desperdício ou retrabalho na casa? Os concorrentes estão realmente distantes e não têm condições de capturar nossos clientes? Se eu fosse concorrer com minha empresa de hoje, quais seriam os pontos fracos que eu exploraria? Quanto tempo essa situação de liderança confortável é sustentável?

2. MUDAR OS PADRÕES

Se de fato nada pode ser melhorado *em relação aos padrões vigentes*, só resta mudar os padrões, instituindo exigências mais elevadas e ensejando os esforços de todos para superar os limites anteriores.

É evidente que esse processo requer certos cuidados para que não se confunda a busca de patamares sempre mais elevados com eterna insatisfação com a realização de todos. Cuidados essenciais incluem:

- o reconhecimento dos esforços e resultados da equipe;
- o estabelecimento de novas metas em conjunto com as equipes;
- a fixação de padrões realistas, em um ritmo gradativo: metas muito elevadas ou distantes no tempo podem parecer objetivos inatingíveis, desagregando os esforços do time; é preferível fracionar o objetivo maior em etapas, ensejando conquistas graduais.

Qualquer desses dois caminhos nos coloca em uma situação que anteriormente caracterizamos como problema, ou seja, teremos um desempenho corrente diferente do desejado, quer por de fato haver um desvio em relação ao padrão estabelecido, quer por termos mudado o padrão.

E, se essa é a situação, cabe o ferramental discutido, com ligeiras modificações na forma da pergunta, sem alterar seu objetivo: o que está diferente do padrão, onde ocorre/não ocorre, qual a causa (ou causa da causa), que alternativas temos, qual a melhor delas, etc.

RESUMO

Muitas vezes o ambiente da empresa parece perfeito, sendo todas as expectativas satisfatoriamente alcançadas, parecendo nada mais haver para ser feito em termos de qualidade.

Quem se aventura pela qualidade, no entanto, é um eterno insatisfeito, é alguém que acha que sempre pode melhorar algo, que persegue o inatingível. Numa situação de aparente perfeição teria uma das seguintes atitudes prováveis:

- questionar se realmente é tão tranquila a satisfação com a situação ou se é mera acomodação a uma realidade confortável; e/ou
- mudar os padrões, aumentando os níveis de expectativa para exigir novos aprimoramentos no produto ou processo considerado.

A abordagem para esse objetivo é similar à análise de problemas, só que, em vez de termos uma realidade com desempenho abaixo do padrão e procurarmos melhorar o desempenho, defrontamo-nos agora com a necessidade de ajustar o padrão para tornar insuficiente o atual bom desempenho.

As relações entre profissionais e empresas

14

A dinâmica dos mercados modernos imprime às empresas um ritmo no qual cada vez menos se admite a passividade. São necessários profissionais de visão, de postura empresarial, engajados com a atividade; parceiros nos riscos e nos resultados.

Esse modelo resulta em novos perfis dos profissionais desejados e novas atitudes das empresas vencedoras, sendo agilidade e flexibilidade as palavras-chave.

Quebram-se os preceitos de rigidez e formalismo estrutural, com linhas claras de autoridade e flexibilidade registradas em organogramas, planos de carreira lineares, vindo as ideias do topo da pirâmide e o suor da base.

Os limites modernos são mais fluidos: estruturas matriciais atendem a necessidades específicas a fim de multiplicar a utilização de talentos; planos de carreira em Y dão iguais possibilidades de ganho a técnicos e gestores; lucros compartilhados, sugestões da base da organização – ou de fora dela, de clientes ou distribuidores – modificam produtos e processos, premiam ideias criativas, entre tantos outros fatos que ilustram o novo ritmo.

A empresa passa a assumir cada vez mais seu papel de agente da mudança social, oferecendo produtos e serviços integrados às necessidades de longo prazo de sua comunidade, dispondo-se a investir no meio ambiente e nas pessoas, cada vez mais aceitando o funcionário como um parceiro, conforme atesta o crescente número de pessoas do setor de serviços que trabalham em suas próprias casas nos mercados mais desenvolvidos, mantendo o vínculo empregatício ou assumindo a terceirização de suas funções, resultando em menores custos e menores preços ao consumidor, que por sua vez consegue comprar mais com seu dinheiro, agindo em prol da comunidade, melhorando a qualidade de vida de todos.

RESUMO

No ambiente profissional moderno, as relações entre empregadores e empregados se desenvolvem no sentido da formação de parcerias, dão maior autonomia de decisão aos profissionais e estimulam seu espírito empreendedor, até mesmo lhes oferecendo participação nos resultados, valorizando igualmente técnicos e gestores.

A menor rigidez no ambiente de trabalho influencia desde as normas e atribuições até a arquitetura dos espaços de trabalho, em função da crescente adesão à composição de equipes variáveis por projeto até os escritórios virtuais, reduzindo custos e agregando satisfação.

Nesse contexto a empresa assume cada vez mais responsabilidade social, disponibilizando recursos e integrando competências, assumindo relevantes papéis em relação ao ambiente e ao bem-estar da comunidade.

Terceirização, quarteirização, descentralização... Parceria

15

A terceirização de serviços ou áreas, baseada nos conceitos anteriormente discutidos, traz inegáveis impactos sobre o ambiente de trabalho e programas de qualidade. Enquanto a empresa é detentora e controladora de todos os processos envolvidos com a produção e com os serviços que oferece, compete a ela desenvolver os esforços cabíveis para gerar a qualidade associada aos resultados.

À medida que avança a terceirização, evoluindo para a quarteirização (terceirização de serviços terceirizados),[6] mudam as atribuições e os preceitos da qualidade. Não é mais uma única empresa que assume a responsabilidade perante os clientes, mas sim um conjunto de empresas entre as quais existem relações fornecedor–cliente. Essas são corresponsáveis pela qualidade dos produtos e serviços vendidos a seus clientes.

Enquanto esse modelo era baseado na desconfiança, seus custos se tornaram proibitivos. A empresa que subcontrata parte de seus processos ou mesmo atividades-meio de terceiros, porém cria uma estrutura capaz de controlar minuciosamente o que faz este terceiro (com o intuito de se sentir confortável em continuar assumindo perante o cliente as mesmas responsabilidades e garantias), não tem como otimizar o ganho potencial da terceirização, pois parte do benefício é gasto com o controle.

Em um ambiente de negócios competitivo como o atual, qualquer empresário tem de buscar a maximização de sua eficiência, não podendo se dar ao luxo de manter processos desnecessários, o que resulta na necessidade de formação de alianças de negócios, de parcerias nas quais se compartilham investimentos, riscos e resultados.

---

[6] Ou seja, o hospital X resolve terceirizar a limpeza e para tanto contrata a empresa A – terceirizando, portanto, esse serviço. A empresa A, no entanto, opera como gerenciadora de contratos, subcontratando outras empresas menores para prestar os serviços em cada empresa cuja limpeza assume – contratando, por exemplo, a empresa B para executar a limpeza do hospital X.

Inicialmente isso requereu grande coragem, quando uma empresa chamava outra para assumir parte de seu processo, porém mantendo perante o mercado integral responsabilidade por tudo que esse terceiro executasse – razão pela qual só avançou, em um primeiro momento, a terceirização de áreas de apoio.

Quando esse processo se mostrou confiável, ou se encontraram mecanismos eficientes para compartilhar a responsabilidade,[7] foi possível eliminar os serviços de controle intermediários, e cada fornecedor pôde então assumir perante seu cliente – e igualmente perante o cliente deste cliente – integral responsabilidade pelo compromisso firmado (especificações técnicas, durabilidade, pontualidade no fornecimento, etc.).

Esse movimento pode ser claramente observado, por exemplo, no comércio varejista. Até alguns anos atrás, compravam-se alimentos e materiais de consumo doméstico em pequenas lojas ou mercados, escolhidos pela proximidade, simpatia do vendedor e/ou preço. Passados poucos anos, assistimos a uma revolução no setor quando surgiram as lojas de autosserviço. Nova revolução está em curso, com essas lojas fazendo alianças estratégicas e operacionais com seus fornecedores, que não mais são responsáveis apenas por vender seus produtos a preços competitivos, mas agora assumem o suprimento e parte do esforço promocional; devem manter abastecidas as gôndolas, com produtos adequados e bem-apresentados, e eventualmente ainda cuidar da limpeza e do asseio de seu setor.

O supermercado passa a oferecer a seus fornecedores um canal de distribuição – um ponto de vendas com grande fluxo de clientes e uma infraestrutura administrativa – para que o explorem em parceria. O fornecedor passa a ter direito a uma área delimitada nesse canal, empenhando-se em vender o máximo que puder nesse local.

---

[7] Voltando mais uma vez ao exemplo da indústria automobilística, na qual são mais conhecidos e visíveis os esforços dessa natureza, hoje a montadora (VW, GM ou outra qualquer) dá ao cliente uma garantia de um ou dois anos pelo veículo novo, comprometendo-se a sanar quaisquer defeitos de fabricação apresentados pelo seu produto. Caso, por exemplo, um veículo apresente um problema no câmbio na vigência da garantia, a montadora assume a garantia perante o cliente, mas cobra o serviço prestado do fabricante do câmbio, que deve dar a seu cliente (a montadora, no caso) garantia com cobertura idêntica à do veículo.

A parceria está formada e solidificada, com papéis claros, interesses convergentes e responsabilidades compartilhadas.

O mesmo desenho básico se observa em outros setores, por exemplo, na indústria automobilística (onde hoje fabricantes de autopeças já fornecem conjuntos montados diretamente na linha de montagem de veículos) ou mesmo na saúde, com medicinas de grupo ou seguradoras firmando contratos de parceria com especialistas (nefrologia, cardiologia) que assumem integralmente a responsabilidade da atenção preventiva ou curativa da população segurada mediante um sistema de pré-pagamento.

RESUMO

A terceirização e a quarteirização inseridas em um novo contexto de relações de trabalho mudam totalmente o enfoque e as responsabilidades em relação à qualidade, que deixa de ser uma preocupação individual de uma empresa para passar a responsabilidade coletiva de um grupo de pessoas ou entidades associadas.

Enquanto o processo de terceirização se fundamenta na desconfiança, com o cliente controlando detalhadamente os produtos e serviços recebidos de seus fornecedores e parceiros, o sistema incorpora grande volume de imperfeições e ineficiências, agregando custos desnecessários.

À medida que essas relações evoluem para um círculo virtuoso, no qual todos compartilham a responsabilidade pela qualidade e cada um assegura a qualidade de sua parte do conjunto, torna-se possível maximizar a eficiência do sistema, eliminando custos e procedimentos desnecessários.

Esse modelo resulta na alteração fundamental das relações de trabalho nos mais variados setores, buscando o compartilhamento de riscos e resultados entre parceiros que conjugam seus esforços para atingir um objetivo comum.

Impacto sobre a qualidade 16

Esses novos modelos de parceria afetam também a qualidade, pois torna-se necessário definir os preceitos de qualidade desejados, a fim de delimitar com precisão as responsabilidades de cada parceiro.

Esse fato é benéfico, à medida que se sai do campo da subjetividade e se passa ao campo técnico, com especificações e indicação de limites máximos de tolerância, que permitem orientar processos e medir resultados.

Nos modelos mais avançados essas especificações não são unilaterais, mas resultado de análises e questionamentos conjuntos, adequando necessidades a possibilidades, dentro dos patamares de custos estabelecidos.

Em mercados globalizados o impacto é ainda mais forte, pois as comparações transcendem os limites geográficos de cada mercado, com o melhor fornecedor global passando a ser paradigma de qualidade e custo para todos os demais, que têm de se ajustar a esse referencial sob pena de perderem seu mercado.

No campo da saúde, até há pouco tempo visto como um mercado protegido por barreiras geográficas e técnicas, a globalização vem-se fazendo presente, com pacientes brasileiros procurando tratamento no exterior e mesmo seguradoras oferecendo planos com esse tipo de cobertura, que tenderão a obrigar os prestadores locais a se mostrar competitivos perante seus concorrentes internacionais.

A tecnologia ajudou a volatilizar ainda mais os limites geográficos, como podemos constatar por exemplo quando um médico instalado em seu consultório, em um determinado país, pode operar um paciente em uma sala cirúrgica em outro continente, utilizando os recursos da telemedicina.

RESUMO

Com a formação de parcerias e o compartilhamento de processos, riscos e responsabilidades em mercados globalizados, torna-se necessário ter especificações extremamente claras das atribuições e dos limites de cada um, indicando os limites de tolerância da variabilidade dessas especificações, para minimizar quaisquer ineficiências e retrabalhos.

Essa realidade vem ao encontro das necessidades básicas dos programas de qualidade, quando se sai da subjetividade para ingressar no campo dos padrões definidos e mensuráveis estabelecidos de comum acordo entre os partícipes do processo.

O contexto brasileiro 17

Fala-se e escreve-se muito sobre a "realidade brasileira", aplicando-a aos mais diversos temas.

Será que existe este Brasil homogêneo e uniforme, ao qual se pode aplicar uma receita genérica única?

Não falemos do Sistema Único de Saúde, tema por demais polemizado, mas analisemos um pouco nosso sistema, estrutura e organização de serviços de saúde.

Será comparável um hospital privado de complexidade terciária, localizado em uma grande metrópole brasileira – São Paulo, Rio de Janeiro, Belo Horizonte... –, com um pequeno hospital municipal ou Santa Casa de uma comunidade interiorana distante?

Seus recursos técnicos e financeiros são absolutamente diversos; suas carências, prioridades, organização e tamanho, totalmente díspares. O que existe em comum é um paciente que entra pela porta esperando conforto, apoio e assistência médica competente para minorar seus males e recuperar-se com a maior prestaria, confiando nas pessoas que o recebem, em sua dedicação e compreensão, literalmente colocando sua vida nas mãos dos profissionais da saúde.

Existe também em comum a responsabilidade do hospital e de toda a sua equipe em fazer jus a essa expectativa, os médicos cumprindo seu juramento hipocrático, os demais seu dever profissional e sua consciência humana.

A qualidade dos serviços norteia-se, portanto, pelos mesmos objetivos de resolutividade técnica e solidariedade humana, cada um fazendo uso dos recursos técnicos e organizacionais de que dispõe, dentro da realidade em que se insere.

Seria descabido e desastroso tentarmos tomar como paradigma da qualidade um estabelecimento complexo e sofisticado – que talvez faça sentido em um meio avançado mas que se mostrará inoperável do ponto de vista técnico e insustentável financeiramente em uma comunidade pequena, transformando-se em enorme peso social para aqueles que, erroneamente, sejam condenados a suportá-lo.

Qualidade se traduz na melhor utilização dos recursos da comunidade para os fins propostos, respeitadas a capacidade financeira e as limitações técnicas vigentes, para prestar o serviço mais resolutivo que as condições locais permitam.

E isso não é pouco; representa pelo menos 90% dos casos, ou seja, todas as situações que devem ser resolvidas no âmbito da atenção primária e secundária, em que é mais necessária a competência profissional do pessoal de saúde do que a tecnologia sofisticada.

Conhecimento é bem público, disponível a quem quiser, acessível a quem se interessar. Um bem universal de valor inestimável, verdadeiro paradigma da qualidade.

O segundo – e talvez último – pré-requisito indispensável é a ética no trabalho, em que cada profissional trata seu semelhante como seu filho ou seu pai. Regra única e singela, mas quantos males seriam evitados se fosse seguida!

Será que você, médico, submeteria seu filho a um exame que o expusesse à radiação se isso pudesse ser evitado?

Será que recomendaria a seu pai uma cirurgia, caso houvesse uma alternativa clínica igualmente resolutiva?

Ou você, enfermeira, deixaria de tomar todos os cuidados possíveis para evitar uma eventual infecção no curativo de seu filho?

Será que uma recepcionista deixaria seu pai idoso horas esperando o atendimento sem um gesto de carinho ou palavra de conforto?

Isso é qualidade, isso é ser GENTE, assim mesmo, em maiúsculas.

RESUMO

É comum a discussão da "realidade brasileira", em que se buscam soluções homogêneas e universais para um país de dimensões continentais com enormes diferenças regionais sob os mais variados pontos de vista.

As consequências são observáveis em qualquer campo. Na saúde o SUS pode ilustrar as dificuldades em encontrar soluções únicas que atendam igualmente às necessidades da população do Norte e do Sul, servindo a pequenos hospitais de comunidades pobres da mesma forma que a grandes complexos hospitalares dos centros mais desenvolvidos.

Um grave erro é confundir sofisticação com qualidade, tomando como paradigma o modelo mais complexo, muitas vezes inaplicável na maioria das situações reais.

O que existe em comum em qualquer serviço de saúde do mundo é a entrada de um paciente necessitando assistência técnica competente e apoio humano para a recuperação de sua saúde abalada. Entre esse paciente e sua cura existem recursos técnicos e pessoas, estas responsáveis pelos processos e resultados.

A atitude dessas pessoas acaba sendo a mola mestra de todo o sistema, e, se conseguirmos que em qualquer local o paciente seja tratado pelo profissional como se fosse seu pai ou seu filho, provavelmente estaremos muito próximos da qualidade que buscamos.

As relações entre profissionais da saúde 18

Em todo o mundo, a organização dos serviços de atenção à saúde vem passando por significativas mudanças ao longo do tempo, buscando-se um modelo que atenda aos preceitos da universalidade, equidade, abrangência e custo-efetividade, dentro das características próprias de cada nação em termos de equipamento assistencial, epidemiologia, cultura e recursos.

Embora não se tenha podido definir um modelo ideal, que alie economicidade a resolutividade, custo-efetividade a satisfação e que permita manter os custos da atenção à saúde da população em limites controlados a longo prazo, foi possível chegar a significativos avanços na formação e utilização de recursos humanos especializados, permitindo ao sistema dispor de técnicos apropriados às diferentes demandas sem necessariamente assumir o tempo e o custo do preparo exclusivamente de médicos qualificados.

São cada vez mais comuns os serviços de equipes multidisciplinares, nas quais o médico assume a coordenação técnica dos trabalhos, responsabilizando-se pessoalmente pelas intervenções mais complexas e delegando a outros integrantes da equipe algumas atividades especializadas, como partos, assistência social, nutricional e psicológica, monitoramento do estado de saúde da comunidade, etc.

Essa equipe toma a si também a participação no processo de planejamento de saúde, promovendo, apoiando ou desenvolvendo ações de cunho preventivo.

De extrema relevância pode ser o planejamento a longo prazo nessa área, antecipando-se as demandas futuras de qualificação profissional, investindo em sua formação antes da ocorrência de um desequilíbrio entre oferta e demanda.

Não basta existir a oferta diversificada e adequada de estruturas de capacitação: é preciso que exista também o interesse dos profissionais, não só pela formação básica, mas cada vez mais também pela educação contínua, buscando a atualização permanente de seus conhecimentos e habilidades; especialmente nas profissões em que se faz uso de tecnologias e equipamentos avançados, cujo ritmo de inovação é acelerado. Se o corpo técnico não acompanhar a evolução da tecnologia, corre o risco de ser alijado do mercado de trabalho, do mesmo modo que o equipamento ultrapassado se torna obsoleto.

RESUMO

A moderna atenção à saúde baseia-se na atividade de equipes multidisciplinares, que compartilham as atribuições inerentes à prática da medicina curativa e preventiva, dividindo a responsabilidade pelo nível de saúde da população.

Pontos críticos nesse modelo são a otimização do uso do tempo dos diferentes profissionais e a instituição de mecanismos de estímulo adequados para atingir os objetivos desejados, além do entendimento das necessidades futuras do sistema, para que se preparem os profissionais com as qualificações apropriadas.

O Senac e a qualidade 19

O Senac é uma organização sobejamente conhecida, há décadas atuando na capacitação de pessoas vinculadas ao setor de serviços – particularmente do comércio e da saúde –, além de oferecer a essas pessoas amplo e variado cardápio de atividades de cultura e lazer.

Embora a apresentação desses trabalhos seja feita sob os mais variados títulos, encontramos neles sempre um elo comum de compromisso com os resultados e respeito com os participantes, demonstrados por profissionais engajados. Temos aí os ingredientes básicos da qualidade.

Depois de muitos anos de desenvolvimento de programas de capacitação para profissionais do setor de saúde, sempre na busca de subsídios à demanda de novos conhecimentos práticos, os executivos do Senac decidiram investir na difusão da capacitação em qualidade para profissionais do meio hospitalar.

Essa decisão trouxe um novo desafio, pois, como discutimos anteriormente, qualidade não é um produto pronto, algo que basta aprender para saber fazer, como a aritmética, a contabilidade ou a manutenção de equipamentos.

A qualidade em um hospital só surge como resultado de uma nova postura da equipe, demandando, portanto, objetivos compartilhados, crenças comuns e meios adequados, transcendendo a formação ou especialização de alguns profissionais: exige que se participe dos problemas de cada organização, quebrando resistências e inércias internas e ajudando a criar uma nova cultura.

Esse é um processo às vezes difícil, que demanda alguns pré-requisitos indispensáveis no seio da organização que pretende mudar:

▶ **Antes de tudo, é preciso ter uma visão muito clara** dos resultados que se buscam para não perder o foco ao longo do caminho, quando as muitas dificuldades encontradas em cada estabelecimento podem desviar o projeto de seus trilhos.

- ▶ **É necessário também ter uma vontade inicial** dentro do estabelecimento, tanto em seu grupo diretivo como nos quadros operacionais. Como discutimos anteriormente, é um processo que precisa de pessoas engajadas, e seu início exige alguns porta-estandartes em diferentes áreas, pessoas capazes e que tenham certa liderança nas áreas-chave da organização, cujo engajamento (ou no mínimo apoio) ajude a pôr o navio em marcha.
- ▶ **A visão e o engajamento são imprescindíveis**, mas muitas vezes insuficientes, como pudemos observar em diversos relatos de executivos de hospitais que passaram por experiências frustradas de implantar projetos de qualidade. Sem um *processo* adequado as dificuldades para se chegar aos resultados são quase intransponíveis.
- ▶ **A implantação de um programa de qualidade** que mudará toda a organização não é um projeto de pequena envergadura, e é preciso ter isso em mente antes de se aventurar nessa empreitada – demanda tempo, muita dedicação e alguns recursos (que podem não ser tão poucos).

O problema principal quando falamos de dedicação, liderança e recursos é que na maioria das organizações esses elementos estão associados a um pequeno grupo de pessoas, nas quais se concentra grande parte das responsabilidades operacionais rotineiras e sobre as quais acaba recaindo também a responsabilidade pelos projetos especiais; e são essas as pessoas que deverão fazer o seu dia ter mais horas para que possam fazer tudo o que delas se espera, dando sempre mais um pequeno quinhão de seu tempo, esforço e capacidade, sempre acreditando que estão contribuindo para fazer um mundo um pouco melhor.

Com esses ingredientes básicos existem significativas probabilidades de criar um bom produto, ou seja, de desenvolver todas as atividades necessárias à implantação de um programa de qualidade em um hospital. Esse processo pode muitas vezes ser acelerado e subsidiado por meio de um quinto componente: o *marketing* interno.

A experiência mostra que o ciclo de desenvolvimento de um programa de qualidade, como qualquer outro projeto inovador de envergadura, passa por algumas fases comuns:
- inicia-se com o ideal de uns poucos visionários, preocupados em modelar a organização para preservar sua competitividade futura;

- desenvolve-se com a participação de algumas pessoas de diferentes áreas – em geral aquelas que esperam ter dificuldades atuais de seu dia a dia solucionadas com o projeto;
- é implantado por esse grupo *que acredita*, ao qual se agregam outras pessoas *a mando*, ou seja, pessoas de dentro ou de fora da organização que são convocadas a fazer parte do projeto porque seus conhecimentos ou participação são necessários ao desenvolvimento das atividades planejadas;
- à medida que os resultados se tornam visíveis, criam-se novos adeptos e eventualmente novos opositores ao projeto, trazendo apoio ou criando barreiras à continuidade do trabalho;
- uma vez concluída a implantação, as pessoas e áreas afetadas amoldam-se às novas condições – em alguns casos é necessária a contratação de novos profissionais e em outros a seleção dos antigos, seja pela maior eficiência do novo modelo que traz os mesmos resultados anteriores com menor empenho de insumos, seja pela não conformação pessoal ou profissional de algumas pessoas aos novos requisitos necessários ao desempenho das funções existentes.

Projetos que não são concluídos muitas vezes têm a causa do insucesso vinculada ao gerenciamento inadequado de uma dessas etapas, quer por não encontrar caminhos acertados para vencer as oposições, quer por faltarem recursos em harmonia com as necessidades da implantação.

Ambos os fatores dependem do conhecimento e divulgação do que é o projeto, de quais os resultados buscados, das razões de esses resultados serem desejáveis e de como serão afetadas as pessoas da organização.

Em muitos casos observam-se resistências pelo natural processo de defesa contra o desconhecido, por temor a ameaças a posições conquistadas por muitos anos de trabalho, pela associação de quaisquer projetos grandes com cortes de pessoas redundantes ou insuficientemente capacitadas nos novos moldes de operação da organização.

É aí que se faz presente a necessidade de um bom *marketing* interno do projeto, que tem dois benefícios essenciais ao sucesso:
- reforça a necessidade de pensar e definir o projeto e todas as suas implicações sobre a organização, saindo do vago desejo de entrar na era da qualidade para um conjunto de resultados e indicadores objetivos;

- permite divulgar e discutir o que se pretende, por que, como, onde, com que recursos e qual o papel presente e futuro de cada pessoa ou setor.

As organizações mais evoluídas – das quais a maioria infelizmente não está no setor de saúde – já estão hoje investindo na formação dos futuros gestores de cada negócio, pensando em horizontes de cinco, dez ou mais anos; os funcionários podem então trabalhar com uma visão de um plano de carreira, que lhes dá a segurança de conhecer o caminho para o qual deverão se preparar para trilhar, compartilhando riscos e investimentos em formação e desenvolvimento, preferencialmente sentindo-se seguros de serem importantes para a empresa do mesmo modo como a empresa é importante para suas vidas.

Essas pessoas estão mais propensas a aceitar ou mesmo propor mudanças, participando de bom grado do processo de inovação.

RESUMO

O Senac, após muitos anos dedicados à qualificação de recursos humanos, decidiu investir na estruturação de um programa de qualidade no meio da saúde, uma atividade bastante diversa dos programas de treinamento, pois a qualidade em um hospital só surge como resultado de uma nova postura da equipe, demandando, portanto, objetivos compartilhados, crenças comuns e meios adequados.

Essa decisão ampliou o escopo de atuação dos profissionais envolvidos, requerendo prestação de serviços de consultoria no próprio hospital e para isso demandando capacitações e posturas específicas: visão clara dos resultados, engajamento das pessoas atuantes no hospital, comprometimento dos quadros dirigentes, liderança para o desenvolvimento do projeto, recursos específicos e mecanismos que permitam às pessoas-chave da organização desenvolver as atividades do projeto além de suas atribuições funcionais regulares.

É preciso também ter em mente que os resultados só serão colhidos integralmente a longo prazo e que o sucesso se relaciona com a mudança de postura de todos.

Projetos de envergadura costumam passar por algumas fases comuns: iniciam-se com a visão e vontade de alguns, angariam adeptos entre aqueles que esperam colher resultados a curto prazo, começam a ser implantados pelo grupo dos que acreditam e mais algumas pessoas que se inserem no programa por ordens superiores e, à medida que surgem resultados, aparecem apoios e barreiras. Quando o projeto está implantado de modo irreversível, a organização amolda-se gradativamente. Esse processo pode ser bastante agilizado com um bom *marketing* interno do projeto.

Em alguns setores já se está trabalhando na formação dos futuros gestores, que vão sendo preparados para as necessidades que terão as empresas dentro de cinco ou dez anos, devendo ter perfis psicológicos predispostos a assumir responsabilidades e compartilhar riscos com a organização.

O programa de qualidade 20

Tendo em mente esses elementos e as limitações do Senac na aplicação das modernas técnicas e metodologias de suporte à implantação de projetos de qualidade, decidiu-se pela busca de uma parceria, associando o conhecimento da equipe do Senac do ambiente e operação hospitalar a uma instituição amplamente qualificada em processos de qualidade.

Dessa busca nasceu a parceria entre o Senac e a Fundação Vanzolini, da qual se criou a metodologia aplicada nesse projeto, adaptando instrumentos e recursos consagrados nos mais variados ambientes industriais e de serviços às particularidades do meio de saúde.

É evidente que os desafios desse projeto foram amplos, considerando que um hospital tem suas portas permanentemente abertas, trabalha com profissionais de uma ampla gama de especialidades, desenvolve um enorme leque de processos, tem pouca repetição ou regularidade nos atos médicos praticados – cada ato dependendo de situações próprias de cada paciente e da formação, abordagem e julgamento do médico envolvido – e tem pouca ou nenhuma vocação para registros ou controles estatísticos detalhados acerca de cada procedimento, que tanto auxiliam a implantação da qualidade no setor industrial, onde processos, insumos e resultados podem ser *medidos* por diferentes escalas (tempo, conformidade dimensional, valor, coloração, composição, etc.).

O primeiro programa, que é o objeto deste relato, foi desenhado como piloto, procurando-se trabalhar com um conjunto heterogêneo de estabelecimentos, representando diferentes portes e estruturas, para que se pudesse capitalizar a interação de uma variada gama de situações e experiências profissionais para o programa, promovendo o crescimento profissional de todos os participantes.

Estava claro desde o início que o programa não poderia ser entendido, em momento algum, como uma solução definitiva para a questão da qualidade nos estabelecimentos participantes. Como foi amplamente debatido, a qualidade tem início mas não tem fim, e é uma mudança de valores e posturas que norteará as atitudes individuais e organizacionais ao longo do tempo.

Nessa ótica, o que se poderia propor aos participantes do programa seria a transferência de um conjunto de técnicas e ferramentas que dessem suporte a essa mudança, capacitando um grupo de profissionais selecionados em cada estabelecimento ao seu uso e difusão, de sorte que gradativamente esses conhecimentos possam ser multiplicados internamente, irradiando-se para todas as áreas da organização.

O escopo do trabalho foi definido, portanto, no âmbito da capacitação de profissionais dos estabelecimentos participantes, sempre dentro do conceito que são as pessoas as responsáveis pela mudança.

É evidente que existe um forte componente motivacional no programa, na medida em que a mudança de postura não é passível de ser realizada apenas em sessões de treinamento, mas depende da *vontade de mudar*. E nesse momento passam a ser ainda mais relevantes o espírito de equipe e as lideranças existentes na organização, demandando cuidados na seleção do grupo inicial do programa.

RESUMO

Da associação entre o Senac e a Fundação Vanzolini nasceu a metodologia aplicada ao programa de qualidade, conjugando ferramentas de suporte à implantação com serviços de assessoria para capacitar os profissionais no seu uso.

Estava claro que a qualidade não pode ser implantada como um produto de prateleira, devendo ser adaptada às condições de cada estabelecimento e carecendo de um esforço organizado de equipe.

A proposta 21

Dentro dos conceitos discutidos, foi desenhado o programa a ser proposto aos potenciais participantes, que deveria contar com as seguintes etapas:
- Realização de palestra pública, aberta a profissionais de hospitais, na qual seriam expostos a base conceitual e os princípios gerais do projeto.
- Os interessados no projeto poderiam solicitar uma apresentação do programa à alta direção do estabelecimento como subsídio à tomada de decisão.
- Em cada estabelecimento que aderisse ao programa deveriam ser selecionados quatro processos, que seriam objeto de trabalho no decurso do projeto, como campo de aplicação dos conceitos e metodologias, sob orientação dos consultores do Senac São Paulo e da Fundação Vanzolini. Esses processos não deveriam ser os mais problemáticos e complexos do hospital, uma vez que deveriam servir como base de aprendizado.
- O programa de trabalho contaria com uma etapa inicial geral de divulgação de conceitos de qualidade, utilizada como instrumento de "quebra de gelo" e uniformização de linguagem, para posteriormente se passar ao trabalho específico nas questões internas de cada estabelecimento, nos processos selecionados.

Especial atenção foi dada à necessidade de engajamento da alta direção e da disponibilização de recursos específicos para o programa, à falta do que seriam elevados os riscos de insucesso, conforme se constatou na análise de diversos programas similares que não chegaram a bom termo.

À medida que começaram a ser feitos contatos com gestores de hospitais interessados no programa, foram identificadas diversas histórias de programas de qualidade começados e não terminados anteriormente, as quais haviam deixado sequelas de descrédito quanto a projetos dessa natureza.

Desse fato resultou a necessidade de repensar as etapas do trabalho para poder ter produtos, visíveis em pouco tempo, que servissem como subsídio ao *marketing* interno do sucesso, possibilitando oferecer argumentos palpáveis aos céticos.

Também se procurou realizar uma análise de causas dos insucessos anteriores para minimizar o risco de repetir erros. É claro que esse trabalho teve de ser bastante superficial, uma vez que as "histórias" eram relatadas por executivos de hospitais aos quais se procurava vender o programa, sendo, portanto, limitada a possibilidade de acesso aos participantes dos projetos malsucedidos anteriormente.

O importante foi incorporar ao desenho do programa as atividades necessárias para reduzir os riscos de insucesso, alertando os consultores participantes do projeto para sua responsabilidade de acompanhar os clientes no mesmo ritmo em que pudessem surgir as dificuldades inerentes à implantação, oferecendo-lhes o suporte técnico necessário para vencer as barreiras que fatalmente surgiriam ao longo do trabalho.

Das histórias ouvidas, evidenciaram-se algumas questões críticas, sinalizadas como possíveis causas do fracasso:

- Oposição de funcionários mais antigos acomodados com a situação atual, na qual com certa frequência conquistaram um posto de supervisão ou gerência pela antiguidade, um território que defendem de qualquer intrusão ou ameaça; o tipo de comentário mais comum é "ah! isso não dá certo, é perda de tempo...", ou "já tentamos isso no passado, mas aqui não funciona".
- Falta de processos apropriados, levando à frustração de muitas iniciativas, desacreditando a qualidade e não o modo de implantá-la, especialmente quando os procedimentos implantados levaram apenas à burocratização.
- Falta de recursos levando à improvisação nos meios, que muitas vezes eram insuficientes ou inadequados para atingir os fins desejados.
- Falta de identidade nos interesses de funcionários das áreas técnicas e administrativas, que competem entre si no mau sentido: em vez de complementarem seus esforços na busca de produtividade, procuram realçar fraquezas ou erros um do outro.
- Boicote do projeto pelos médicos.[8]

---

[8] Apesar da naturalidade com que os princípios da qualidade se integram à operação da maioria das áreas de um serviço de saúde, por vezes a implantação de projetos nesse setor esbarra em obstáculos quando envolve a prática do médico, usualmente pouco afeita à

▶ Falta de parâmetros de qualidade aplicáveis na área de saúde, especialmente quando o trabalho feito era baseado em uma simples transposição de programas da área industrial, sem que houvesse a necessária adaptação.

A frustração dos objetivos daqueles projetos fracassados sem dúvida constituiu-se em vitória para os donos dos feudos instituídos, pois ofereceu-lhes mais uma prova de força que atesta quão inexpugnáveis são as fortificações tão cuidadosamente construídas ao longo dos anos.

É claro que não há varinhas de condão que possam, com um toque mágico, resgatar para a qualidade o imenso time dos que por ela se sentem ameaçados, quer como fruto do desconhecimento, quer como sinal da insegurança associada a qualquer processo de mudança.

Compete a nós, defensores da evolução planejada, mostrar a todos os interessados – e mesmo aos não tão interessados – que o caminho está traçado pelo próprio mercado e que quem não se adaptar aos tempos está fadado ao desaparecimento.

Se buscarmos paradigmas externos, em um *benchmarking* rápido em mercados mais desenvolvidos, tais como os de países europeus ou norte-americanos, salta aos olhos que a qualidade de produtos ou serviços deixou de ser um fator de diferenciação, passando a ser um pré-requisito mínimo de qualquer empresa que queira se apresentar ao mercado.

Um hospital ou clínica que não apresente um certificado de acreditação – que não é nada mais do que um documento que atesta o cumprimento de certas normas burocráticas – tem grandes dificuldades para encontrar clientes dispostos a utilizar seus serviços.

Os exemplos são mais facilmente visíveis quando abordamos produtos industrializados, cujos atributos técnicos são observáveis e mensuráveis por critérios objetivos. Tomemos como exemplo produtos amplamente divulgados, como eletrodomésticos ou eletroeletrônicos:

---

padronização; a própria formação do médico é baseada em julgamentos pessoais e decisões individuais, especialmente nos serviços de urgência e emergência, nos quais o tempo é fator crítico impeditivo de decisões compartilhadas. Cabe ao profissional que trata do caso estabelecer o diagnóstico, indicar e muitas vezes executar o tratamento, geralmente dependendo da precisão de seu julgamento a vida do paciente. Nessas condições, são naturais as restrições a intervenções externas que procurem padronizar produtos, materiais ou procedimentos, quando o profissional médico sente que lhe tolhem o arsenal de recursos disponíveis para seu trabalho, sem que lhe aliviem o peso da responsabilidade pelo sucesso de sua intervenção.

são mínimas hoje as diferenças entre televisores ou geladeiras de diferentes marcas, e ninguém mais questiona se *realmente* funcionam ou se de fato são capazes de realizar todas as funções comunicadas no *marketing* do produto.

A escolha do cliente é feita muito mais pelos serviços adicionais oferecidos – garantias, pós-venda, facilidades de pagamento, etc. – do que pelas características intrínsecas do produto, assumidas de modo geral como igualmente satisfatórias.

Fica claro que, em uma situação como essa, quem não puder assegurar que seu produto seja no mínimo tão confiável quanto os concorrentes estará condenado ao desaparecimento, por não oferecer ao cliente o padrão mínimo de qualidade que ele se acostumou a receber.

Não é diferente a perspectiva no setor de saúde, embora a assimetria de informação e a dificuldade de mensuração dos resultados turvem um pouco o cenário. Mas há claros indicadores do paradigma percebido, evidenciados, por exemplo, nos argumentos de venda dos planos de seguro-saúde. O fato de certos estabelecimentos prestadores de serviços de saúde com consagrada imagem de excelência fazerem parte do rol de serviços aos quais o beneficiário tem direito é "vendido" como atributo de qualidade do plano.

Do lado menos visível da situação, também é diferente a relação segurador–prestador com esses estabelecimentos destacados pela imagem de qualidade que conseguiram criar. Enquanto para a grande maioria dos prestadores credenciados o convênio impõe as suas tarifas, esses ícones do mercado revertem a situação, condicionando o seu credenciamento ao pagamento das tarifas praticadas *pelo estabelecimento prestador*, independentemente de quem é o cliente, justificando os preços pelos custos incorridos.

Fica evidente que o caminho está definido:
- sem um padrão mínimo de qualidade, o serviço não encontra comprador (e esse padrão mínimo não é fixo, aumentando à medida que a oferta de serviços em geral atinge patamares mais elevados de qualidade); e
- quem estiver na frente no processo de inovação poderá melhorar sua lucratividade, tanto auferindo prêmios pela possibilidade de preços diferenciados no mercado como também pela redução de custos por meio de ganhos de produtividade.

A grande dificuldade que se contrapõe a esse quadro é a disponibilidade de recursos, humanos, técnicos e materiais, para enveredar por esse caminho, particularmente quando se trata de hospitais que trabalham essencialmente para o setor público.

Essa situação pode explicar as limitações no progresso de certos projetos que requerem investimentos, mas não explica de modo aceitável posturas de negligência e/ou desperdício muitas vezes observadas em estabelecimentos com orçamentos escassos. Atender bem, com atenção, presteza e profissionalismo não custa dinheiro e depende muito mais do profissional do que de seu empregador.

Por outro lado, o acelerado ritmo da inovação técnica em todos os setores obriga os profissionais a investir constantemente em sua própria capacitação, buscando cursos de educação continuada ou complementação em sua formação.

Da mesma forma, as empresas em busca da competitividade precisam ter estruturas ágeis e flexíveis, desenvolvendo ou incorporando modelos de gestão inovadores, baseados em alianças de parceria (compartilhamento de riscos e resultados) com seus fornecedores e clientes, conforme foi discutido em capítulos anteriores.

Uma vez que o caminho da qualidade existe e é inevitável, cabe aos dirigentes de estabelecimentos de saúde definir como conduzirão suas organizações nessa direção, escolhendo entre duas alternativas:

- **Esforços próprios** – a equipe do hospital ou clínica organiza-se, definindo metas e atribuições, planejando e executando as atividades necessárias para chegar aos fins desejados. Esse caminho tem a grande vantagem do engajamento e da autorrealização dos participantes, porém apresenta o risco de enfrentar maiores dificuldades pela falta de conhecimentos específicos, metodologias e experiência prévia da equipe.
- **Apoio externo** – a busca de um facilitador externo não exime a equipe interna do engajamento e da responsabilidade pela implantação do projeto, mas traz o benefício de poder recorrer a alguém com visão e experiência isentas de eventuais conflitos internos, cuja obrigação é trazer soluções para as dificuldades encontradas.

Os estabelecimentos hospitalares públicos e privados que aderiram ao Programa de Qualidade do Senac/Fundação Vanzolini evidentemente optaram pela segunda alternativa.

Uma vez contratado o serviço, passou-se à sua operacionalização, que contou com os seguintes passos principais:

1. FORMALIZAÇÃO DO CONTRATO

Esta é uma etapa essencialmente administrativa, registrando o compromisso e a expectativa mútuos.

Foram feitos esforços para que o contrato não fosse revestido de um caráter essencialmente jurídico, discutindo-se antecipadamente as condições técnicas que deveriam existir no hospital para que qualquer programa de qualidade pudesse ser levado adiante, destacando-se a necessidade de compromisso visível por parte da diretoria, formalização do poder interno dos responsáveis pelo programa e disponibilidade de recursos materiais e técnicos para o cumprimento do programa.

Esse último item é particularmente relevante, pois existe em muitos meios a crença de que o processo de qualidade só gera economias. A asserção é verdadeira a médio prazo, mas no momento de tirar a organização de sua inércia de movimento, de corrigir o rumo do navio em curso, são necessários esforços além daqueles demandados pela operação regular.

O problema maior é que esses esforços devem ser despendidos inicialmente por algumas pessoas-chave da organização, a quem se pede que acumulem as novas funções com suas atribuições funcionais regulares, sobrecarregando-as e pedindo-lhes que aceitem tal incumbência com um sorriso motivador para os demais.

É natural que assim seja e o caminho não é novo – mas é preciso que estejam claras para todos os envolvidos as regras do jogo, para que essa sobrecarga inicial não se transforme em barreira ou justificativa do insucesso.

Vencida a primeira fase, na qual (em poucos meses) se busca o engajamento da equipe e se mostram os primeiros benefícios do programa, a organização tende a se moldar ao novo ritmo, incorporando os novos processos e aliviando a pressão sobre os líderes iniciais, à medida que as responsabilidades são compartilhadas e gradativamente se reduzem as necessidades de controle.

Fica, portanto, registrado o conceito de que o sucesso do programa pretendido depende da disponibilidade de recursos, especialmente humanos, e que sem isso se corre o risco de não atingir os resultados pretendidos.

2. SELEÇÃO DOS LÍDERES

Uma vez definidos a adesão e o engajamento da diretoria, foi preciso selecionar os líderes responsáveis pela implantação do programa. É claro que esta não pode ser uma responsabilidade imposta, requerendo o aceite e de preferência o entusiasmo do escolhido para com a ideia, da qual será porta-estandarte.

Outro ponto importante é que nenhum hospital teve a possibilidade de destacar um líder unicamente para a coordenação do programa, por mais abrangente que fosse. Os responsáveis teriam de aceitar essa incumbência como carga adicional à sua agenda de trabalho, conciliando a continuidade do bom desempenho em suas atribuições funcionais com a dedicação crescente que o projeto exige.

Os critérios de escolha foram vários, mudando de uma organização para outra. Destacam-se:

- **Posição hierárquica diante dos prováveis interlocutores** – apesar de a ideia poder parecer um pouco preconceituosa, selecionar como líder do programa algum funcionário da base da pirâmide hierárquica, por mais entusiasmado e engajado que ele esteja, pode trazer problemas na implantação, na medida em que outros eventuais envolvidos não consigam dissociar as atribuições regulares das responsabilidades no projeto, eventualmente dificultando cobranças ou acesso a níveis superiores da hierarquia.
- **Disponibilidade** – como foi discutido anteriormente, o projeto de qualidade em suas primeiras etapas requer um grande esforço dos líderes encarregados de mudar o curso da organização. Esse esforço demanda tempo, e tempo requer disponibilidade. Quando se escolhe alguém com as características pessoais e funcionais adequadas, com frequência se encontra uma pessoa que já tem 110% de seu tempo e energia absorvidos pela área em que trabalha normalmente. O entusiasmo, a empatia e a liderança desse tipo de pessoa muitas vezes fazem com que ela assuma mais esse encargo, com boa vontade e otimismo, esperando que possa caber em sua agenda tudo que dela se espera. Essa situação é arriscada, pois a probabilidade de algo ser feito

de modo diferente do ótimo é grande. Estamos diante de um *risco calculado* – se já sabemos de antemão quais são os riscos de insucesso (ou sucesso parcial), nada mais natural que minimizá-lo, negociando as prioridades no uso do tempo do candidato, de sorte que ele possa contar com o tempo de que precisa para o projeto, sem ter que tirá-lo de outra atividade pela qual também é responsável, ficando diante do dilema de qual de suas funções será prejudicada.

- **Liderança natural** – cada organização tem lideranças formais estabelecidas em seu organograma (mesmo que ele não seja desenhado e registrado formalmente), mas conta também, além das chefias estabelecidas, com líderes institucionalizados, que têm ascendência sobre outras pessoas por sua personalidade, conhecimento ou mesmo antiguidade. Ignorar esse tipo de poder é querer tapar o sol com uma peneira: melhor capitalizar essa situação para o programa, convidando e convencendo esses líderes de que o projeto é benéfico a todos, conseguindo seu apoio tácito ou efetivo, preferencialmente em posições de responsabilidade para com os resultados pretendidos.
- **Conhecimento técnico** – dependendo da problemática abordada, um leigo teria dificuldades em se impor diante do grupo responsável pela operação da área, enfrentando o corporativismo dos "iniciados". Esse conceito é particularmente importante em se tratando da multiplicidade de áreas técnicas existentes no meio hospitalar.
- **Poder para mudar** – esse é um pré-requisito desejável, se bem que não indispensável. Se o líder tiver poder para tomar as decisões à medida que as alternativas de solução fiquem claras, ganha-se tempo. A contrapartida, para a qual se deve atentar no momento da escolha dos líderes, é a forma de liderança dessa pessoa. O projeto de qualidade tem como pressuposto básico o trabalho de equipe e a consolidação dos vínculos de confiança entre as pessoas – um líder autocrático, centralizador poderia acelerar o processo de implantação, mas tenderia a minar a sustentabilidade a longo prazo das melhoras conseguidas, uma vez que as mudanças de atitude, processos ou comportamento derivassem de ordens aceitas e não de engajamento e crenças pessoais.

3. AJUSTE DE EXPECTATIVAS

A satisfação com os resultados de qualquer trabalho é função do grau de atendimento das expectativas existentes quando de sua encomenda.

Quanto mais subjetivas as expectativas entre fornecedor e cliente, maior o risco de desgaste de suas relações.

Assim sendo, procurou-se ir além dos termos formais do contrato, cuja existência já era fruto de uma expectativa de resultado na organização, gerada pela apresentação do programa. No primeiro contato formal entre os consultores e as equipes selecionadas em cada um dos estabelecimentos foi feito um exercício de ajuste de expectativas, no qual as equipes deveriam responder a quatro questões básicas:
- O que se espera do Senac/Vanzolini?
- O que não se espera do Senac/Vanzolini?
- O que esperamos de nós mesmos e da instituição?
- O que não esperamos de nós mesmos e da instituição?

As respostas dadas pelos integrantes dos diferentes grupos permitiram de um lado ajustar, sempre que pertinente, o programa às expectativas da instituição, além de reforçar os alertas acerca dos problemas potenciais relacionados com atitudes ou resultados indesejados.

A gama de respostas foi extremamente variada. Transcrevemos algumas delas, que dão uma ideia de quão importante é esse exercício para a definição de meios e resultados.

O que se espera do Senac/Vanzolini:
- "objetividade";
- "fornecimento de ferramentas, subsídios, motivação e capacitação";
- "conhecimento técnico, acompanhamento do processo";
- "melhora no atendimento ao cliente";
- "avaliação do processo";
- "praticidade, maior facilidade na implantação".

O que não se espera do Senac/Vanzolini:
- "só teoria";
- "desmotivação, punição";
- "perfeição";
- "solução de todos os problemas".

O que esperamos de nós mesmos e da instituição:
- "mudança de cultura organizacional";
- "capacidade de mudar";
- "eficiência, ser agente de mudança";
- "melhor integração entre as áreas, maior abertura para a comunicação entre áreas";

- "aumentar a produtividade";
- "motivação";
- "parceria";
- "melhorar resultados obtidos";
- "satisfazer o usuário";
- "diminuir a quantidade de erros";
- "paciência".

O que não esperamos de nós mesmos e da instituição:
- "desinteresse";
- "falta de flexibilidade";
- "passividade";
- "resistências, críticas destrutivas";
- "desistência".

Quando se analisam as respostas, fica evidente que ninguém duvida da própria capacidade de levar avante o projeto e que, apesar de a decisão de buscar o apoio de uma consultoria especializada ter sido tomada pelo nível diretivo do estabelecimento, o nível médio responsável pela operacionalização do programa compartilha as mesmas expectativas de agilização do projeto por meio de um agente externo que ofereça suporte técnico, motivação e parceria na responsabilidade de alcançar os fins propostos.

No decurso do programa, evidenciou-se que algumas das atribuições dos agentes externos são críticas para o sucesso, destacando-se:
- o gerenciamento de conflitos entre pessoas ou áreas, que acabam entrando para o campo do confronto pessoal caso não haja uma mediação técnica competente;
- motivação renovada, trazendo alento aos que pensam em abandonar o projeto antes de colherem os frutos dos esforços despendidos;
- orientação técnica, por meio de treinamento e, principalmente, acompanhamento no uso dos conceitos e ferramentas propostos, que parecem claros e transparentes quando explanados, mas muitas vezes requerem elementos (especialmente informações) inexistentes nas rotinas vigentes, demandando a criação de instrumentos de avaliação próprios (no decurso do trabalho foram desenvolvidas ferramentas de suporte bastante valiosas, especialmente criadas para situações críticas de cada hospital, particularmente

levantamentos de dados objetivos acerca das questões em estudo, tais como *check-lists* de rotinas de trabalho, registro preciso do tempo gasto em cada atividade de determinado processo, incidência de ocorrências específicas nos diferentes turnos de trabalho, etc.);
- cobrança de cronogramas: a situação de conflito de prioridades no dia a dia dos participantes do projeto é uma constante, uma vez que todos já tinham seu horário funcional integralmente tomado pelas atividades inerentes a seu cargo antes do programa de qualidade. Esse fato resulta em muitos casos na relegação do projeto a uma atividade para as "horas vagas", ou seja, para ser executado quando não haja outros assuntos prementes. Considerando a natureza de trabalho de grupo desse tipo de projeto, sua execução corre o risco de ser deixada para um momento de disponibilidade de agenda dos vários integrantes do grupo, que pode jamais ocorrer. O fato de existir um terceiro – elemento externo à organização –, investido de alguma ascendência sobre os integrantes do grupo no tocante ao programa, contribui para que se ache algum tempo para executar as atividades exigidas – podem ocorrer atrasos, mas a cobrança reforça o engajamento e contribui de modo decisivo para que a equipe se engaje em cumprir os compromissos assumidos dentro de prazos próximos aos negociados.

4. DIFUSÃO INTERNA

O programa de qualidade é uma bandeira inicialmente carregada por alguns, devendo-se distinguir ainda aqueles que aderem por modismo daqueles que de fato acreditam na necessidade ou nos benefícios que podem ser alcançados.

Qualquer que seja a razão, são poucos os que conhecem de fato o trabalho de retaguarda que deve ser cumprido para se chegar aos objetivos genéricos usualmente vislumbrados como resultantes do programa, tais como:
- "melhor atendimento ao cliente";
- "redução de erros";
- "minimização de falhas";
- "fazer certo da primeira vez";
- "qualidade assegurada".

Essas metas, para serem atingidas dentro de uma organização, dependem da interação de pessoas e áreas, compartilhando vontades e objetivos. Em organizações já em funcionamento é preciso muitas vezes mudar a forma como as coisas são feitas, o que pode gerar conflitos com quem as faz, especialmente se essa pessoa não vê razão para alterar algo até então considerado satisfatório.

O caminho encontrado para gerar um ambiente favorável ao questionamento e à mudança, dentro de um clima de busca sistemática do aperfeiçoamento (e não de caça aos culpados), foi um amplo programa de motivação que aliasse noções básicas do que é qualidade com resultados visíveis em prazos reduzidos.

O veículo ideal foi o programa conhecido como 5-S, que enfatiza a limpeza e a ordem no ambiente de trabalho, engajando, se possível, todos os funcionários em uma arrumação geral da casa dentro de certo prazo, ao fim do qual é promovido o "Dia D", no qual se apresenta a nova ordem feita pelos próprios funcionários, elencando o que foi feito e ilustrando o "antes" e o "depois" com fotos dos locais de trabalho.

No caso dos hospitais participantes do programa, a limpeza resultou em descarte de algumas toneladas de materiais inservíveis, realocação física de móveis e utensílios, limpeza geral e grande engajamento de todos.

O entusiasmo com os resultados foi contagiante. Em vários dos hospitais participantes, outras áreas que não as inicialmente selecionadas solicitaram sua inclusão no trabalho e criaram-se diversos eventos específicos ligados ao programa (de campeonatos esportivos a concursos de frases).

Outra constatação importante foi que o 5-S pode ser desenvolvido com sucesso sem ser necessário interromper as atividades da área envolvida, conforme se comprovou pela sua aplicação até em uma área de transplantes em pleno funcionamento, sem prejuízo de suas atividades.

Uma importante ferramenta de suporte para a continuidade dos resultados alcançados foi a introdução de elementos de padronização, que possibilitaram a constituição de um sistema baseado em regras institucionais claras, em contraponto com muitas situações em que funcionavam as regras pessoais (e muitas vezes informais) de cada funcionário ou setor.

RESUMO

Quando o programa de qualidade foi proposto ao mercado, os contatos com diversos hospitais trouxeram relatos de projetos iniciados com os mesmos objetivos que haviam frustrado as expectativas e tirado a credibilidade do tema.

As causas mais comuns do insucesso relacionavam-se à demora na visualização de resultados, barreiras criadas por profissionais acomodados à situação vigente, falta de processos adequados às necessidades do trabalho, falta de recursos específicos para o programa, diversidade de interesses entre as áreas administrativas e técnicas, falta de adesão aos trabalhos pelos médicos e falta de parâmetros de qualidade aplicáveis ao setor de saúde.

O insucesso dos programas anteriores constituiu-se em vitória dos donos de feudos existentes em muitas organizações, reforçando seus argumentos de que não dá para mexer no que está consolidado, encontrando amplo auditório entre os que se sentem ameaçados pela mudança.

A realidade demonstra que o caminho da qualidade está traçado, e quem não o aceita está fadado ao desaparecimento. Se observarmos mercados mais desenvolvidos, tais como os de países europeus ou norte-americanos, salta aos olhos que a qualidade de produtos e serviços deixou de ser um fator de diferenciação, passando a ser um pré-requisito mínimo de qualquer ofertante que queira se apresentar ao mercado. Ninguém mais questiona se, por exemplo, uma geladeira de marca A funciona melhor que uma de marca B no momento da compra. A qualidade do cumprimento de sua função básica é um atributo indiscutível; a diferenciação vem de serviços agregados, em geral no pós-venda (garantia, entrega, instalação, etc.).

Dentre as dificuldades citadas com frequência destaca-se a falta de recursos para investir em um projeto de qualidade. Muitos projetos demandam recursos específicos, porém em geral pode-se melhorar o atendimento e reduzir desperdícios com pouco dinheiro, cabendo aos gestores no mínimo buscar melhoras nessa linha, seja por esforços próprios, seja com apoio externo.

Os estabelecimentos que aderiram ao programa Senac/Vanzolini naturalmente viram benefícios em buscar um facilitador externo para apoiar seus esforços. Foram cumpridos os seguintes passos para minimizar a frustração de expectativas de parte a parte:

1. Contratação: incluindo um registro formal das atribuições e dos compromissos mútuos para o desenvolvimento do programa, no qual ficava clara a necessidade de engajamento e recursos específicos.

2. Seleção dos líderes: o programa necessita de um líder que assuma as atribuições de coordenação dos trabalhos, planejando, engajando os participantes e fazendo cumprir cronogramas, facilitando a solução de eventuais problemas. A seleção foi criteriosa, buscando unir o poder conferido pela posição hierárquica ao conhecimento específico e engajamento com os resultados.
3. Ajuste de expectativas: além dos termos formais do contrato, de cuja discussão tomou parte apenas a cúpula hierárquica dos estabelecimentos participantes, foram abertos debates mais amplos com as equipes de trabalho, esclarecendo os respectivos papéis e separando o que se poderia do que não se deveria esperar.
4. Difusão interna: muitas dificuldades na gestão empresarial decorrem de deficiências de comunicação entre pessoas ou áreas, tanto por problemas de linguagem como pelos próprios processos e cultura. Nesse projeto buscou-se a minimização das arestas, criando-se um engajamento e linguagem comuns por meio do programa 5-S, aplicado a contingentes significativos do quadro funcional de cada estabelecimento.

O Programa 5-S: conceitos 22

O 5-S é um programa que teve início no Japão nos anos 1960 e foi difundido para o restante do mundo nos áureos períodos de valorização do modelo de gestão nipônico durante a década de 1970.

O significado de cada um dos "S" vem de palavras japonesas:

1. Seiri = organização
2. Seiton = arrumação
3. Seiso = limpeza
4. Seiketsu = padronização
5. Shitsuke = disciplina

O 5-S não é o instrumento que assegura qualidade à organização: é apenas uma ferramenta associada à filosofia de qualidade, que auxilia na criação das precondições necessárias à implantação de projetos de qualidade.

A expectativa em relação ao 5-S não é que seja um grande esforço para pôr a casa em ordem uma vez, mas que seja uma postura que procure manter e aprimorar constantemente a ordem inicial, com arrumação permanente dentro de um conceito de organização e padronização, exigindo disciplina e limpeza daqueles que trabalham.

Sem essa organização mínima, feita segundo princípios preestabelecidos *pela organização para todos os seus setores*, é praticamente impossível avançarmos com qualquer dos outros instrumentos que auxiliam na condução do processo de qualidade.

É importante lembrar a diferença entre a ordenação criada pelo 5-S, na qual se estabelece um padrão de organização para toda a empresa, e a ordem estabelecida individualmente por setores ou áreas da empresa, cujos princípios podem não ser os mesmos para todos os setores, causando problemas nas relações entre áreas, por mais organizada que esteja cada uma delas, gerando ineficiências, desperdícios ou necessidades de retrabalho.

Por outro lado, os conceitos básicos do 5-S são inerentes à própria maneira de conduzirmos nossas vidas privadas, e, se não conseguirmos transportar esses valores para o ambiente profissional, é pouco provável que consigamos ter sucesso em projetos mais ambiciosos e complexos.

No meio hospitalar, a prática do 5-S é desenvolvida sem que sequer se saiba de sua existência em muitos setores cuja operação depende desses princípios, tais como o centro cirúrgico, centro obstétrico, esterilização, etc.

Os princípios existem e são respeitados em cada uma das áreas individualmente, mas as atividades e o modo de desenvolvê-las nem sempre são os mais eficientes ou os que mais promovem a harmonia nas relações fornecedor–cliente. Vale dizer que o 5-S é um processo de rearranjo interno, cujos princípios são claros e naturais a todos, sendo fácil a observação dos resultados alcançados e de seus benefícios.

O maior obstáculo é a inércia, característica da natureza de muitas pessoas, que, apesar de não nutrirem nenhuma dúvida quanto aos benefícios de promover uma limpeza e ordem geral, livrando-se de coisas inúteis acumuladas ao longo dos anos, não conseguem dar prioridade a esse tipo de esforço, que vai sendo constantemente adiado, apesar de a cada dia se tornar mais difícil achar algo na desordem crescente gerada pelo acúmulo.

Do ponto de vista institucional ficam claras as dificuldades se imaginarmos o relacionamento de duas áreas ordenadas segundo os princípios de organização professados pelos seus gestores, sem uma diretriz maior estabelecida, especialmente em casos extremos: por exemplo, um centralizador, que faz tudo com a maior profundidade e tempo, nada jogando fora, contraposto a alguém que tudo delega, jamais mantendo um papel sobre a mesa, priorizando a velocidade e enviando ao arquivo morto todos os processos encerrados a cada mês.

Talvez os resultados alcançados por ambos tenham igual nível de excelência, mas sem dúvida haverá no mínimo certa dose de desprezo mútuo quanto ao modo de fazer as coisas e dificuldades no desenvolvimento de trabalhos em equipe, caso não haja um prévio acordo sobre os princípios gerais de organização, padronização, limpeza, arrumação e disciplina.

Observam-se com facilidade as diferenças de comportamento entre pessoas que vivem em ambientes permanentemente limpos, ordenados e arrumados segundo uma disciplina conhecida e compartilhada por todos e pessoas que habitam centros onde prevalecem a ordem e a limpeza regidas por apreciações individuais do que é aceitável ou não, cada um fazendo aquilo que lhe parece lícito. Nada mais evidente do que o contraste, por exemplo, entre uma cidade da Suíça e uma da Índia, e é natural esperarmos que um indivíduo que se estabeleça em qualquer uma delas tenderá a moldar seu modo de ser ao ambiente onde foi inserido.

Se nosso estabelecimento for sempre uma Suíça, é provável que cada funcionário tenda a ajustar o seu comportamento ao tipo de ordem ali exigida, enquanto uma organização na qual as normas sejam menos rígidas tenderá a conviver com pessoas mais tolerantes com o que não é permitido – e fica claro que o ambiente do primeiro exemplo é mais propício à implantação de qualquer programa de qualidade.

O programa 5-S não é uma mera apologia da ordem e disciplina, conclamando funcionários e prestadores a estabelecer e manter uma ordem segundo padrões rígidos. É mais do que isso, é um esforço conjunto, compartilhado preferencialmente por todas as pessoas envolvidas com a organização, para estabelecer e seguir princípios de ordem e disciplina que facilitem a vida de todos.

Para que isso seja possível é necessário que de fato sejam comuns a visão e o engajamento que demandam um processo participativo compartilhado por todos, para o qual o 5-S fornece ferramentas e não soluções prontas.

RESUMO

O 5-S foi um programa criado no Japão e exportado para o Ocidente no auge da valorização do modelo nipônico durante a década de 1970. Consiste basicamente em instituir e manter a ordem no ambiente de trabalho com cinco atitudes/ações básicas: Seiri = organização, Seiton = arrumação, Seiso = limpeza, Seiketsu = padronização e Shitsuke = disciplina.

Ter o ambiente de trabalho limpo e ordenado de modo sistemático, segundo uma lógica preestabelecida para toda a empresa, é um requisito indispensável para a implantação de qualquer das técnicas de qualidade, tais como *just-in--time*, círculos de qualidade, TQC, kaizen, reengenharia, etc.

Esses conceitos são usuais no meio hospitalar, onde impera a necessidade de asseio, higiene e organização, especialmente em áreas mais críticas, tais como centro cirúrgico e UTI. A agregação de valor do 5-S não está, portanto, no conhecimento dos conceitos, mas na uniformização de seu uso em toda a organização, estabelecendo as mesmas regras e os mesmos parâmetros para todos. A rigidez no cumprimento dessas regras — e na manutenção da ordem no ambiente de trabalho, com estritos limites de tolerância — tende a afetar o comportamento das pessoas, minimizando a displicência e o descuido que resultam em erros e desperdício.

O sucesso na implantação do 5-S significa estabelecer e seguir princípios de ordem e disciplina que facilitam a vida de todos.

O Programa 5-S: a experiência do Senac/Vanzolini

23

No desenho do projeto, o 5-S foi inserido exatamente segundo os conceitos já referidos, ou seja, como ferramenta para "quebrar o gelo", engajar pessoas e mostrar em pouco tempo quanto poderia ser melhorada cada uma das organizações apenas com medidas simples e esforços das pessoas.

A divulgação dos conceitos foi feita em três etapas:

▶ Em um primeiro momento foram selecionados os multiplicadores que deveriam atuar em cada hospital, assumindo a responsabilidade de transmitir a seus colegas os princípios do 5-S. Esses profissionais foram treinados pelos consultores do Senac/Vanzolini, que lhes transmitiram os conhecimentos e materiais necessários à divulgação interna no hospital.

▶ A partir desse treinamento inicial muitos dos multiplicadores optaram por adaptar o material didático à realidade vivida em suas respectivas empresas, produzindo seu próprio material de apoio – um esforço positivo que auxiliou a consolidação dos conhecimentos adquiridos.

▶ A partir dessa fase preparatória foram organizadas visitas de assessoria e treinamento nos hospitais, capacitando grande parte do quadro funcional no 5-S.

A mera divulgação de conhecimento, evidentemente, não assegura mudança de comportamento, e muito menos faz atingir os objetivos almejados.

Além disso, as pessoas selecionadas como multiplicadores, em sua maioria, são profissionais de saúde e não técnicos em treinamento, em muitos casos tendo sido essa sua primeira experiência didática.

Esse é sem dúvida um fator limitante, pois a qualidade da divulgação é fundamental tanto para o conhecimento disseminado na organização como para a motivação dos treinandos.

Para minimizar os riscos nessa etapa, é preciso ter um bom material de suporte ao multiplicador que facilite sua tarefa, e idealmente um processo de orientação e *feed back* quando de seu trabalho de treinamento aos colegas, seguindo modelos padronizados, minimizando variações e distorções nos conceitos e procedimentos transmitidos.

A qualidade dos resultados do treinamento, de modo geral, foi avaliada como boa pelas equipes envolvidas.

Reação interna

Quando se saiu da teoria para passar ao trabalho propriamente dito, as reações foram as mais variadas, indo da adesão e engajamento plenos até barreiras e críticas.

O projeto foi recebido de modo positivo em hospitais onde os funcionários ansiavam por mudanças no ambiente de trabalho, eliminando papéis e outros guardados, racionalizando fluxos e pondo a casa em ordem.

No outro extremo estavam equipes que não viam razão para a mudança dos hábitos instituídos, até então satisfatórios, ou julgavam que os potenciais benefícios eram desproporcionais aos esforços requeridos. Além disso, em alguns estabelecimentos houve reações iniciais de repúdio ao projeto, especialmente por médicos e/ou funcionários da hierarquia superior, que rotularam o 5-S de "faxina" e, portanto, atividade de competência do pessoal da limpeza.

À medida que os resultados se tornaram visíveis, particularmente no "Dia D", essas atitudes mudaram radicalmente, na maioria dos casos gerando adesão total dos antigos "opositores".

Estilo gerencial

Em muitos estabelecimentos com quadros de pessoal bastante estáveis, especialmente no setor público, é comum observar que existem feudos estabelecidos, territórios da organização que têm um "dono", que ao longo dos anos estabeleceu sua área de influência e poder em torno da responsabilidade funcional que lhe foi atribuída. Muitos desses territórios são centros de ineficiência para a organização, que da solução das dificuldades por eles mesmos criadas tiram a segurança de sua sobrevivência.

Os detentores desse tipo de poder, pela própria natureza de sua cultura, são absolutamente avessos a qualquer possibilidade de mudança nas condições de trabalho, vendo na inovação de meios ou fins ameaças ao seu poderio construído com tanto empenho.

Se estivermos em uma organização onde vigore esse tipo de estrutura, é preciso especial cuidado no encaminhamento do projeto de qualidade, que, para atingir seus objetivos, deverá contar com o engajamento de todos.

A tarefa nem sempre é fácil, requerendo o emprego de técnicas de relacionamento e gerenciamento que consigam equilibrar os conflitos entre personalidades e posturas técnicas, desejavelmente por meio de decisões tomadas em caráter participativo, envolvendo desde os entusiastas até os descrentes.

Isso demanda criteriosa escolha do líder do programa, o porta-estandarte no interior da organização, que precisa aliar conhecimentos técnicos a entusiasmo e ascendência sobre o grupo, de sorte que no mínimo tenha sua opinião ouvida como algo a se considerar com atenção antes de descartar ou combater.

A via autocrática – desenvolvendo o programa na base do "cumpra-se" – pode ser eficiente a curto prazo, cumprindo tarefas de um cronograma nos termos previstos, porém tem-se mostrado insuficiente como instrumento de mudança de comportamento da equipe.

Em um dos estabelecimentos participantes do programa, observamos a competência e o engajamento dos funcionários dirigidos por um líder centralizador, que tomou a si a responsabilidade de levar a termo mais esse programa, com a precisão e o cuidado habituais, pouca latitude deixando ao desenvolvimento de iniciativas da equipe diante de eventuais dificuldades operacionais.

O programa foi sem dúvida bem-sucedido, atingindo os resultados organizacionais desejados: ordem, limpeza, rotinas... tudo revisto e ajustado. O responsável, no entanto, fazendo uma retrospectiva do trabalho, considerou que, se tivesse de iniciá-lo de novo, teria agido com parâmetros mais participativos, investindo seu tempo no controle geral do programa, mas delegando a tomada de decisão operacional, que acabou por consumir muito de seu escasso tempo.

Além dessa constatação, coloca-se ainda em questão a dependência do resultado em relação à presença do chefe (especialmente o centralizador) e, portanto, a continuidade do processo caso esse líder por qualquer razão se afaste da organização.

Comunicação interna

O líder do programa é uma das figuras essenciais ao êxito, mas nada se consegue sem o engajamento de outros elementos de suporte que apóiem e divulguem o trabalho em todas as áreas da organização. Muito se deveu, em todos os hospitais, a esses abnegados porta-estandartes do projeto, que se dedicaram com afinco para vencer dificuldades e barreiras, conquistando os companheiros pela humildade e crença nos resultados que poderiam ser alcançados.

Diversos hospitais participantes do programa procuraram desenvolver técnicas de estímulo ao relacionamento interpessoal dos funcionários para amenizar potenciais conflitos entre áreas, especialmente quando se analisam processos, quando se torna fácil o desvio da busca de causas para a análise de culpas.

Os trabalhos internos desenvolvidos, em vários casos, iniciaram-se pelo clássico diagrama da comunicação, no qual fica clara a importância da compatibilidade da linguagem do emissor com a do receptor:

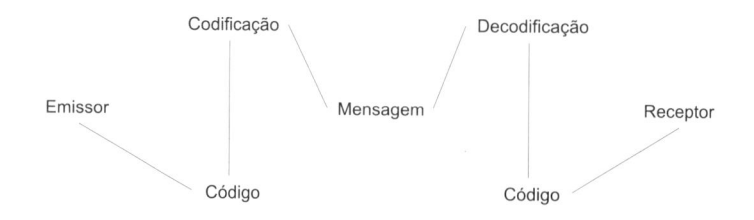

```
            Codificação              Decodificação

  Emissor              Mensagem                Receptor

            Código                   Código
```

Alguns dos hospitais foram mais a fundo em seus esforços didáticos, desenvolvendo amplo material acerca da arte de ouvir, sobre a expressão facial como elemento de comunicação não verbal, a importância do tom de voz e do movimento dos olhos quando se trata com diferentes interlocutores e até mesmo se aprofundando no tema da expressão corporal como elemento de comunicação, analisando o que transmite ao interlocutor a postura do corpo e da cabeça.

Esse tipo de análise foi utilizado tanto para estimular a interação entre profissionais de diferentes áreas como para fomentar uma profissionalização das relações com o público externo.

Problemas operacionais

A própria diversidade de pessoas, equipes e estabelecimentos já se constitui em elemento dificultador da aplicação de um processo geral e único, cada situação particular exigindo ajustes específicos.

A esses problemas metodológicos e instrumentais aliaram-se algumas dificuldades operacionais para a execução dos trabalhos, cuja magnitude em muitos casos não tinha sido prevista com antecedência.

Foi o caso da maioria dos hospitais que, apesar de disporem de áreas específicas para a guarda de materiais e até mesmo tendo previsto espaços adicionais para o descarte esperado durante o processo de limpeza, subitamente se viram diante de 8 ou 10 toneladas de materiais inservíveis, corredores ou salas abarrotados de móveis ou equipamentos sem nenhuma utilidade, ou ainda montanhas de documentos ou filmes de raios X que deveriam ser descartadas.

Onde colocar esses materiais durante a faxina promovida pelo 5-S? E depois de triados e separados, que fim dar a tudo aquilo? E, no mais puro espírito da qualidade, sempre ficava a pergunta: "Será que de fato este item é inservível, ou poderia ser aproveitado por alguém?". Acabaram surgindo várias abordagens para a situação, e em alguns casos (especialmente nos estabelecimentos de grande porte) foram feitas CI's às demais áreas do hospital em que se ofereciam os itens descartados a quem interessasse, desse modo permitindo a "reciclagem" de alguns setores.

Surgiram algumas questões relacionadas à melhora futura do sistema, discutindo-se desde normas específicas relativas a descartes até a adequação de enormes áreas de arquivo morto dentro do hospital, usualmente carente de espaço. Na realidade, é feito um grande investimento na construção de um hospital ou clínica, procurando-se situá-lo em ponto estratégico de acesso e utilizando materiais e insumos onerosos em sua construção, para depois ter de ocupar áreas que poderiam servir ao atendimento de pacientes com a guarda de montanhas de papel, para atender às exigências legais e organizacionais (e com frequência vemos a inadequação das condições dos locais onde são mantidos tais arquivos, que podem comprometer a vida útil da documentação).

Diante de fatos dessa natureza, em várias instâncias ficava a dúvida se não faria mais sentido abrigar esses documentos em locais e condições mais apropriados, tais como depósitos específicos erguidos em áreas menos nobres, organizados e mantidos por profissionais especializados.

Esforços e resultados

O que se evidenciou em todos os estabelecimentos foi uma significativa evolução na visão da organização pelos seus funcionários, que passaram a vislumbrar e entender a importância do trabalho em equipe, os impactos de resultados do trabalho de um setor sobre seus clientes e também a inserção do hospital no competitivo mercado de prestação de serviços, que precisa ser conquistado, no qual o cliente tem direitos.

Essas conclusões ficaram claras tanto em hospitais privados – que talvez já venham há mais tempo e com maior ênfase trabalhando esses temas – como em estabelecimentos públicos e filantrópicos, muitos dos quais estão planejando (ou até implantando) novos setores voltados ao atendimento de clientela de convênios, em acomodações diferenciadas, com vistas a um incremento na receita. Para essa nova clientela, que precisa ser *conquistada*, todos são unânimes na necessidade de *mudar*, que se transmite desde as mudanças visuais no estabelecimento (preparo de aposentos, pintura nova, roupa de cama, baixelas, etc.) até a apresentação dos funcionários, geralmente em novos uniformes e submetidos a rigoroso treinamento.

Não foi unânime a adesão dos funcionários dos estabelecimentos participantes do programa. Nos casos de maiores barreiras, a implantação do 5-S se resumiu, de início, a uma ou algumas poucas áreas que se engajaram com a mudança. À medida que foram ficando evidentes a natureza e a abrangência do esforço, as barreiras foram cedendo aos poucos, até que se conseguiu envolver a maior parte dos profissionais atuantes no hospital.

As maiores restrições e dificuldades aconteceram quando se procurou engajar a equipe médica, que na maioria dos casos se mantinha reservada e distante, quando não contrária ao programa.

Barreiras e restrições traduziram-se em atrasos no cronograma de alguns hospitais, tendo sido fundamental a presença de consultores externos para o andamento dos trabalhos, pois de um lado suas visitas previamente agendadas estavam vinculadas a marcos de cumprimento de atividades, reforçando o compromisso das equipes com as datas estabelecidas, e de outro serviam como facilitadores para contornar eventuais dificuldades técnicas ou de relacionamento entre as pessoas ou áreas.

O "Dia D", data formal de apresentação da nova ordem e avaliação do impacto do esforço da equipe, foi uma ocasião festiva em todos os hospitais, evento comemorativo e confraternização geral, em que até os mais reticentes críticos se curvaram à evidência dos resultados, traduzidos em toneladas de papéis e materiais inservíveis descartadas, móveis e utensílios recuperados ou doados, espaços disponibilizados e limpos, arquivos ordenados e rotinas renovadas.

Um momento importante foi a comparação das fotos "antes" e "depois" do trabalho da equipe, mantendo o registro do que pode fazer o empenho de todos na memória da organização.

Em muitos hospitais foram feitos investimentos no *marketing* interno da ocasião, com produção e distribuição de camisetas, bonés e *buttons* relativos ao evento, além de faixas alusivas ao trabalho e festas de setores ou de todo o estabelecimento.

Estava lançada a pedra fundamental do programa de qualidade, o início da jornada que não tem fim.

Conclusão

O 5-S foi de fato um marco inicial importante, que tirou a organização de sua inércia, alterando o rumo da nave em curso.

Em alguns estabelecimentos foi um processo quase natural, que ia ao encontro de necessidades e expectativas individuais, enquanto em outros exigiu grande empenho e luta, constituindo a chegada ao "Dia D" importante marco de vitória.

Os resultados alcançados, em todos os casos, foram vistos como um notável progresso, documentado por uma série de fotos e registros do "antes" e do "depois", onde se evidencia o resultado do trabalho.

A vitória foi objeto de comemorações e *marketing* interno, e em muitos estabelecimentos "contagiou" áreas anteriormente avessas a esse tipo de intervenção, que passaram a também solicitar que igual esforço fosse feito em todos os setores, não se restringindo apenas aos processos piloto.

O que ficou menos claro foi que esse não era o fim maior do programa, mas apenas seu início, a fase de aquecimento e aculturação.

Em seguida, quase em ambiente de anticlímax, deveriam ser arregaçadas as mangas para iniciar o trabalho "de fato", o real programa de qualidade nos processos selecionados, exigindo mais empenho e dessa vez análises baseadas em estatísticas e processos de racionalização do trabalho.

RESUMO

A implantação do 5-S iniciou-se pela divulgação maciça da base conceitual entre o maior número possível de profissionais de cada um dos estabelecimentos participantes por meio de multiplicadores internos selecionados, que foram treinados pelos consultores do Senac/Vanzolini. A consultoria desenvolveu material didático de apoio, que em alguns casos foi adaptado pelos multiplicadores às características de suas empresas.

Um fator limitante dessa abordagem é que a maioria desses multiplicadores não tinha nenhuma experiência didática anterior, sendo desejável que se assegurasse sua capacidade de desenvolver essa tarefa a contento.

As dificuldades em alcançar os resultados práticos desejados variaram em função do clima interno (em algumas organizações as pessoas ansiavam por mudanças, enquanto em outras preferiam a manutenção da situação vigente), do estilo gerencial adotado (autocrático X participativo), de características de liderança do responsável pelo projeto, de fluxo de comunicação e de problemas operacionais que surgiram ao longo do trabalho (por exemplo, o que fazer com toneladas de materiais inservíveis que não se imaginava terem o volume obtido na "faxina", ou a dúvida latente se algo descartado não poderia vir a ser necessário ou útil para alguém).

Do trabalho executado ficou patente a necessidade de estabelecer algumas regras operacionais essenciais acerca da organização e do fluxo de materiais e arquivos, procurando conciliar exigências legais, operacionais e burocráticas com a busca do melhor uso do espaço físico do hospital.

Com diferentes graus de dificuldade, chegou-se em todos os estabelecimentos a bons resultados práticos, trazendo aos participantes do programa a visão do valor do trabalho em equipe, de sua capacidade de mudar algo e da inserção do hospital em um mercado competitivo, onde é preciso cuidar de seu cliente. As principais dificuldades relacionaram-se com o boicote de pessoas ou áreas ao programa, despreparo das pessoas para aplicarem no seu ambiente de trabalho os conceitos que lhes foram transmitidos e conflitos de prioridades no uso do tempo dos elementos engajados com o programa, que continuavam responsáveis pelas suas atividades funcionais usuais. Os efeitos dessas dificuldades foram essencialmente atrasos no cronograma inicialmente estabelecido, contribuindo na solução dos problemas a presença de elementos externos, tanto os consultores do programa como participantes do mesmo trabalho em outros hospitais, o que permitiu troca de experiências e intercâmbio de soluções. O coroamento dos esforços das equipes ocorreu no chamado "Dia D", no qual formalmente foram apresentadas as áreas ordenadas sob a filosofia 5-S, e o registro do "antes" e do "depois" em fotografias, além de documentação sobre os descartes e ganhos adicionais — eventos comemorados por todos os partícipes e tendo forte apelo de *marketing* interno, atraindo a atenção e curiosidade de todos (em vários casos resultando na solicitação de ingresso de outras áreas no programa).

Esse foi o marco do cumprimento da primeira etapa, de resultados visíveis a curto prazo, início do verdadeiro trabalho de mudança na postura e filosofia de trabalho.

Segunda etapa: a certificação de processos

24

Conforme relatado anteriormente, a proposta do Senac/Vanzolini era de trabalhar na capacitação de funcionários selecionados em cada hospital, tendo sido escolhidas quatro áreas em cada estabelecimento para servirem como piloto. Nelas seriam aplicadas as técnicas próprias de qualidade, tentando corrigir ou melhorar o desempenho vigente, envolvendo a análise de situação e a tomada de decisão em equipe, visando a sua otimização e posterior certificação, ou seja, atestando que o desempenho real – e os correspondentes mecanismos de controle – obedecia aos padrões estabelecidos.

Aliavam-se, portanto, as necessidades de dispor de ferramentas adequadas, aperfeiçoar os processos de relacionamento interpessoal e a interação dos profissionais em equipes formadas por fornecedores e clientes internos, cabendo aos consultores externos trazer o suporte processual para esse trabalho.

Seleção de áreas

Por ocasião da contratação, os dirigentes dos hospitais que aderiram ao programa foram instados a selecionar quatro áreas nas quais deveria ser desenvolvido o projeto.

A escolha natural dos gestores, evidentemente, estaria relacionada aos setores com maiores problemas, que demandassem soluções completas e urgentes, o que conflitava com o processo e os objetivos do programa, pois a transferência de tecnologia e a implantação da filosofia de qualidade demandam tempo, em geral incompatível com necessidades urgentes.

Por outro lado, a consultoria deveria compatibilizar os objetivos didáticos de aplicação prática dos conceitos apresentados com a necessidade de resultados efetivos creditados ao trabalho para garantir a continuidade do trabalho no caminho da qualidade.

O risco de utilizar áreas fim nessa fase seria que seu perfeito funcionamento poderia ser dependente da qualidade das operações de áreas meio, sendo preferível iniciar o trabalho por estas últimas.

Da discussão de necessidades e possibilidades, procurando conciliar objetivos organizacionais e técnicos, nasceu a lista de setores e processos a serem trabalhados, envolvendo uma gama bastante variada, indo desde a distribuição de materiais da farmácia ou almoxarifado até a coleta de dados para confecção da folha de pagamento pelo RH ou para faturamento pelo setor de contas médicas, passando por recepção, arquivo médico, laboratório, manutenção, finanças, etc.

Essa diversidade em muito enriqueceu o trabalho, pois o intercâmbio de experiências entre os representantes de diferentes entidades mostrou ser campo fértil de aprendizado, compartilhando abordagens e soluções.

Conhecendo o problema

A seleção de uma área com problemas não é tarefa complexa em qualquer organização, muito menos indicar qual é o problema.

Em nosso caso, o objetivo não era "arrumar" toda uma área do estabelecimento, mas apenas um *processo* executado nessa área. Essa seleção foi indicada por um nome genérico, por exemplo:

Áreas	Processos
Enfermagem	Transmissão de informações entre funcionários
Contas médicas	Análise e conferência do movimento de convênios
RH	Coleta de dados para folha de pagamento
Manutenção	Redução do número de requisições de serviços
Materiais	Distribuição dos materiais do almoxarifado

Apenas observando as áreas e os processos selecionados em alguns estabelecimentos, fica claro que temos processos e objetivos justapostos na coluna "Processos". Enquanto a maioria dos itens indica de fato qual o processo a ser analisado, para a manutenção é expresso um objetivo –

a redução do número de requisições de serviço –, que, para ser atingido, deve envolver vários processos. Esse caso não foi exceção, nem é negativo, mas... o processo de qualidade exige atenção ao detalhe desde o início, e nem sempre o enunciado do problema é satisfatório para as necessidades do trabalho.

Dizer, por exemplo, que a emissão das contas médicas atrasa em razão do atraso na entrega de documentos aparentemente é uma caracterização bastante explícita do problema com a qual nossa propensão natural é arregaçar as mangas e ver o que se pode fazer para que não haja mais atraso na entrega dos tais documentos.

Um dirigente autocrático talvez faça uma reunião ou expeça um memorando determinando que não mais serão tolerados atrasos na entrega dos documentos, pois esse fato vem trazendo prejuízos inadmissíveis para a organização.

O gerente participativo talvez convoque a mesma reunião e busque entre os colegas sugestões do que fazer para reduzir a demora que vem ocorrendo na entrega da documentação necessária para o fechamento das contas médicas.

O gestor do programa de qualidade, antes de qualquer determinação do que fazer, demanda DADOS,[9] informações claras, objetivas e desejavelmente mensuráveis, com alguma representatividade estatística, que permitam delimitar o problema e averiguar suas causas, respondendo a perguntas como:

▶ Que documentos atrasam?
▶ São sempre os mesmos?
▶ Atrasam quanto?
▶ Existe alguma regularidade no padrão de atraso? Se sim, qual?
▶ Quem é responsável pela emissão desses documentos?
▶ Qual é o tempo-padrão para essa emissão?
▶ Quais são as etapas necessárias à emissão?
▶ Quanto tempo leva cada uma dessas etapas?
▶ Que variabilidade existe em cada etapa?

---

[9] Em um dos hospitais visitados encontramos uma máxima curiosa, que revela a importância dada às estatísticas: "In God we trust, the rest must show data", cuja tradução seria: "Em Deus nós acreditamos, os demais precisam apresentar dados".

A lista é longa e abrangente. Tão logo fica claro que bem pouco se conhece do problema, e que sem esse conhecimento profundo e abrangente quaisquer soluções apresentadas podem não ser as melhores.

Antes de começar a agir a partir do enunciado do problema, o analista de qualidade – no caso o consultor e a equipe do hospital – solicita um apanhado estatístico de alguma representatividade que permita responder às referidas perguntas com precisão. Isso, no entanto, exige uma coleta sistemática de dados, baseada em uma análise prévia de todos os passos seguidos no processo em questão, registrando com a maior exatidão possível o fluxo e os tempos de processo e de espera que ocorrem para a realização daquela atividade.

A maioria dos estabelecimentos de saúde não tem implantadas áreas de registro sistemático dessa natureza, diversamente de empreendimentos industriais, que já há décadas criaram a função de cronoanalista, com o objetivo de cronometrar e analisar cada passo de um processo.

Foi necessário, em cada caso, buscar na criatividade e experiência do grupo um meio rápido e eficiente de preencher essa lacuna para, ao longo de um período relativamente curto – algumas semanas –, acompanhar o que ocorre em um setor que não dispõe das informações necessárias à análise com o suficiente grau de detalhamento.

Em alguns casos bastou alterar algumas rotinas, enquanto em outros foi necessário destacar pessoas para contar ou medir o que ocorria.

Um dos instrumentos preciosos para esse tipo de análise é bastante simples de ser implantado, já existindo em diversos hospitais; consiste em registrar por meio de relógio de ponto ou simplesmente anotar na ficha do paciente o momento em que ele entra e sai de cada setor onde é atendido.

Assim, por exemplo, registra-se o momento em que o paciente entrou no hospital, o momento em que a recepcionista o atendeu, o momento em que terminou esse atendimento, o momento em que chegou ao setor que deve atendê-lo, o momento em que esse primeiro atendimento se encerrou e assim sucessivamente, monitorando passo a passo o que acontece com o paciente desde que entrou até sua saída do estabelecimento, observando os tempos de espera, de trânsito e de processo.

A partir desse registro, mantido por um período razoável, pode-se começar a vislumbrar o processo e seus problemas, ao menos em termos de fluxo.

É natural que no momento da implantação de um sistema desses todos tenham mais pressa em desenvolver seu trabalho, sabedores do controle a que estão sujeitos. Só após certo tempo é que o ritmo de operação tende a voltar à "normalidade".

Caso um sistema desses não exista, é preciso, para planejar sua implantação:
- delimitar o processo a ser analisado;
- fracioná-lo em todas as operações necessárias para sua conclusão, por mínimas que sejam;
- desenhar o fluxo dessas operações para visualizar suas relações e determinar onde serão estabelecidos os pontos de verificação;
- estabelecer o método de observação e registro;
- definir o período de observação necessário para uma base estatisticamente aceitável, representativa de todo o tipo de situações e variações que possam ocorrer no serviço (seguramente são diferentes o ritmo e a variação de um período da manhã para a tarde ou noite, o ritmo de diferentes dias da semana e o modo de trabalho de cada funcionário).

Representatividade

Não é nosso intuito aprofundar o tema da constituição de uma amostra e de sua significância estatística – basta lembrar que, quanto maior for a base de observação, mais seguros estaremos que suas conclusões representam adequadamente o universo analisado.

Imaginemos, por exemplo, uma pesquisa de mercado na qual se pretende avaliar a satisfação de compradores de determinado modelo de calandra hospitalar após seis meses de sua compra, e que o modelo considerado vendeu, nos primeiros seis meses de seu lançamento, trezentas unidades.

Quando tratamos da amostragem, temos de buscar um equilíbrio entre o número de casos investigados e o tempo de que dispomos, mais o custo envolvido em fazer cada contato.

Sem nenhuma teoria matemática, é claro que, se basearmos nossa avaliação em um único caso, teremos pouca segurança em dizer que a experiência relatada representa o universo das trezentas máquinas.

O outro extremo da escala de confiança seria entrevistarmos os adquirentes das trezentas máquinas, o que nos daria total conforto em formar uma opinião segura acerca desse universo.

Na vida real poderiam existir diversos complicadores em nossa pesquisa, que poderiam influir na operação da máquina – e, portanto, na satisfação dos seus proprietários –, tais como localização e porte do estabelecimento, grau de uso, instalações elétricas existentes, qualificação dos operadores, manutenção, etc.

Caso tratemos de universos muito grandes – por exemplo, detentores de telefones celulares no Brasil, ou eleitores –, torna-se ainda mais difícil pensar em avaliar 100% do universo.

Em grandes pesquisas dessa natureza, é comum envolver um estatístico, cuja função é dimensionar a amostra para que se possa ter uma boa representatividade do universo com um número relativamente pequeno de observações. O estatístico nos dirá qual o risco associado a cada tamanho de amostra, ou seja, qual a probabilidade de as respostas *não* representarem adequadamente o universo.

A cada caso, portanto, cabe determinar qual o tamanho da amostra, ou seja, quantos casos serão investigados e como serão selecionados, para que os dados obtidos nos forneçam uma boa representatividade do problema.

Da mesma maneira, quando tratamos de caracterizar de modo completo o problema que pretendemos resolver, é preciso determinar o que será observado, de que modo e durante quanto tempo, para que essa observação seja representativa do universo considerado – embora, para nossos fins, não tenhamos necessidade da sofisticação de desenho de uma amostra de pesquisa de opinião pública.

Como pesquisar

Nossos problemas estão muito mais na dificuldade de levantar dados precisos do que no tamanho da amostra, uma vez que não é usual na maioria dos estabelecimentos de saúde, diferentemente de indústrias organizadas, cronometrar tempos envolvidos com os procedimentos feitos, exceto em alguns centros cirúrgicos ou unidades de cuidados intensivos, com monitoramento eletrônico de funções vitais do paciente.

A aplicação prática desses conceitos, em nosso projeto, requereu criatividade e bom senso dos participantes, que a cada caso tiveram de desenvolver os melhores instrumentos para levantar os dados de que precisavam.

Para determinar *o que* exatamente precisava ser analisado, foi fundamental a definição clara do problema, fazendo as perguntas aqui exemplificadas e buscando suas respostas na operação.

Ficou muito claro para os participantes das diferentes equipes que esse trabalho era difícil de ser realizado sem alguma ferramenta de suporte, de modo que as perguntas não fossem colocadas ao acaso, mas com certa lógica e sequência para cobrir de modo sistemático todos os aspectos internos e externos do problema em questão.

Felizmente muitas dessas ferramentas já foram criadas no meio industrial, uma vez que há grande similaridade entre os vários programas de qualidade, nos quais se repetem as perguntas-chave e cada setor tem suas próprias respostas. No nosso caso, o instrumento tido como mais apropriado à análise sistemática dos problemas selecionados foi o Diagrama de Ishikawa.

Diagrama de Ishikawa

Este recurso foi criado no Japão, um dos países pioneiros em programas de qualidade, que investiu recursos técnicos e financeiros consideráveis tanto na reestruturação de seu parque produtivo como no desenvolvimento de metodologias de suporte para a implantação desses programas.

Esses esforços geraram paradigmas internacionais na área de qualidade, em especial quando os efeitos desses esforços se traduziram em consideráveis ganhos de produtividade em muitos setores. Isso fez dos japoneses concorrentes temidos, de cuja ação resultou a necessidade de rever os paradigmas de competitividade instituídos, em benefício de produtos, serviços e preços propostos ao consumidor.

Entre os instrumentos "exportados" pelo modelo nipônico, um dos mais conhecidos é a famosa Espinha de Peixe de Ishikawa, assim chamada pelo formato peculiar sugerido para essa ferramenta (que se compõe de um eixo central – a espinha dorsal – e vários eixos secundários, sinalizadores dos diferentes insumos ao processo, tais como tecnologia, recursos humanos, equipamentos, etc.), cujo uso permite sistematizar o processo analítico.

O diagrama em si não representa nenhum conceito técnico inovador. É apenas um meio de estimular a busca *sistemática* de problemas e suas causas.

Normalmente se inicia o processo de análise estabelecendo-se um eixo central, em cujas extremidades são assinalados o início e o fim do processo em estudo, ou seja, o que caracteriza o início da operação daquele processo e como se visualiza seu fim (que em geral é ligado ao início de outro).

Apesar de esse conceito aparentemente ser de grande transparência, em geral envolve uma decisão importante acerca de qual é, de fato, a abrangência do problema analisado.

Tomemos um exemplo simples, como o serviço de nutrição: nossa primeira reação quando pensamos em refeições é ter como entrada do sistema (*input*) os gêneros alimentícios e como resultado (*output*) a comida pronta, e nesse processo concentramos nossa atenção. Esse seria, provavelmente, o ciclo a ser analisado para *o preparo das refeições*. Poderá ser, de fato, essa a nossa preocupação, mas também a abrangência pode ser mais ampla, na medida em que:

- o preparo das refeições está condicionado ao censo hospitalar, às dietas prescritas, ao cardápio planejado, aos preços de mercado e à disponibilidade dos produtos perecíveis (em função do que a nutricionista pode decidir alterar o cardápio de última hora), ao orçamento, à gama de fornecedores com os quais o estabelecimento mantém contato, etc.; e
- o processo não necessariamente termina com o fato de a comida estar pronta para ser servida, podendo o processo de nutrição ser entendido como fazer a comida chegar até o paciente (envolvendo, portanto, toda a distribuição, com requisitos de qualidade essenciais relacionados ao tempo e às condições de chegada até o paciente, com pon-

tualidade, preservação de sabor e temperatura), ou ainda envolvendo o recolhimento da louça suja, sua lavagem, limpeza da cozinha, eliminação do lixo, análise dos custos/cumprimento do orçamento, boa aceitação das refeições pelos pacientes, etc.

Cada uma dessas etapas está relacionada com a questão da nutrição, e é imperativo que, antes de se analisar um processo em detalhe, se delimite a extensão dessa análise, ou seja, *qual é o processo considerado, onde se inicia e onde termina*.

É esse começo e esse fim que devem ficar claros para registro ao longo do eixo principal (a espinha dorsal) do Diagrama de Ishikawa.

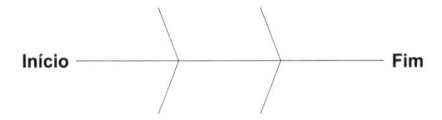

Início ————————————————— Fim

Uma vez delimitado o processo a ser considerado, Ishikawa sugere que a análise se torna mais completa e ordenada se segmentadas as áreas de investigação, constituindo eixos de investigação em cada uma das "espinhas" laterais. Poderíamos, no nosso exemplo, analisar os equipamentos, materiais, instalações e pessoas/capacitações envolvidos com o processo.

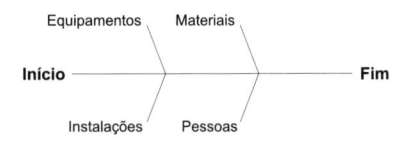

Equipamentos   Materiais
Início ————————————————— Fim
Instalações   Pessoas

A análise prossegue procurando os problemas existentes em relação a cada um desses eixos, ou seja, o que não funciona a contento em relação aos equipamentos, aos materiais, às instalações e às pessoas.

Esses problemas vão sendo assinalados no diagrama como ramificações dos eixos laterais (P1, P2, etc. no diagrama a seguir – e naturalmente em um exemplo real cada eixo poderá ter vários problemas).

O último passo é buscar as causas de cada um desses problemas, graficamente representados por ramificações de cada um dos problemas assinalados (conforme discutido anteriormente, a causa é o ponto no qual deve ser desenvolvida a ação, criando soluções; e, eliminada a causa, desaparece o problema e melhora-se o processo).

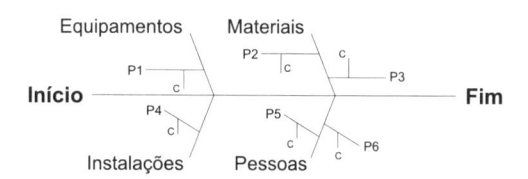

```
          Equipamentos    Materiais
                    \     P2 \
                  P1 \      \ c
                      \  c      \ P3
   Início ─────────────────────────────── Fim
                  P4 /       P5 /
                    / c      / \ c
                   /        /    \ P6
          Instalações      Pessoas
```

O Diagrama de Ishikawa, portanto, não cria soluções por si só, mas é uma ferramenta útil na análise de processos, auxiliando a equipe a identificar problemas objetivos e a buscar suas causas.

Problemas e causas: quais são importantes?

Nesse tipo de exercício é em geral necessário envolver as pessoas da área operacional em estudo – nutrição, lavanderia, enfermagem, recepção, Same – Serviço de Arquivo Médico e Estatística, etc. –, que são as detentoras dos melhores conhecimentos acerca do setor (embora com frequência não se dediquem a analisar os conhecimentos que detêm na busca de melhoras no processo que executam, especialmente no que tange às relações com outras áreas – fornecedoras ou clientes – onde normalmente se encontram as maiores dificuldades).

Compete ao analista fazer as boas perguntas, cujas respostas lhe permitem identificar problemas e suas causas.

Uma das principais dificuldades encontradas nesse tipo de análise é quantificar e qualificar os problemas e as causas para concentrar os esforços no que é de fato importante e relevante.

Quando ouvimos queixas acerca do mau funcionamento de um serviço, é comum que o queixoso se expresse com pouca precisão numérica acerca do problema relatado, usando expressões genéricas do tipo "sempre atrasa...", "nunca tem...", etc. Essas manifestações podem ser boas expressões do descontentamento, mas são de pouca validade científica para fundamentar um processo de análise de problemas e busca de soluções.

No papel de analistas de qualidade, compete-nos medir estes "sempre" e "nunca" de modo que tenhamos evidências reais que nos indiquem a efetiva relevância dos atrasos que "sempre" ocorrem ou das faltas de materiais que "nunca tem".

Mais uma vez foi encontrado valioso suporte processual em outros setores, especialmente o industrial, já tão mais avançado na análise baseada em métodos quantitativos.

Paretto e curvas ABC

A relevância de problemas é uma preocupação de cientistas e pesquisadores há longa data, e Paretto, um matemático italiano, enunciou uma teoria que a realidade tem mostrado ser verdadeira: afirma ele que nas mais variadas circunstâncias existe uma relação de 80 para 20 entre bases e resultados: 80% dos produtos vendidos por uma empresa geram 20% dos resultados (ou, inversamente, 20% dos produtos geram 80% dos resultados), em 20% das compras concentram-se 80% dos gastos e assim por diante.

Essa observação de Paretto não se fez ao acaso, mas como conclusão de abrangentes estudos estatísticos, compilando eventos e registrando sua importância.

Nessa mesma linha, talvez até como consequência das teorias de Paretto, foi criada uma ferramenta bastante comum na gestão dos mais variados setores: a chamada curva ABC.

Essa curva nada mais é que uma lista de eventos em ordem decrescente de relevância, registrando-se seu montante e sua participação em um conjunto, bem como a participação acumulada. É comum encontrarmos esse tipo de registro e análise nos setores de materiais e de vendas, onde são colocados os produtos em ordem decrescente de volume de compras ou de vendas.

Uma vez feita essa lista, os itens são classificados em categorias, em geral considerando-se itens A aqueles que vão do maior até o corte de 50% do total; os itens B são a categoria seguinte, usualmente entre 50% e 66% ou mesmo 75%; e os demais são os itens C, aqueles de montantes menores que completam os 100% do universo analisado.

E aí em geral observamos a veracidade da teoria de Paretto, quando vemos que os itens A são uma lista muito curta, enquanto os itens C tendem a constituir longas relações.

É natural que, conforme pregam as mais variadas teorias de administração, os itens A devem ser tratados de modo diverso dos itens C, obedecendo a regras e controles próprios para sua importância relativa.

Embora a teoria seja clara e transparente, é pouco comum que tenhamos em nosso meio hospitalar esse tipo de levantamento, análise e gestão. São poucos os estabelecimentos que controlam seus almoxarifados e farmácias (e especialmente as compras) com base em uma lista ABC. Menos frequente ainda é saber quem são os médicos "A", ou seja, aqueles responsáveis por 50% do volume de receita (ou atendimentos).

No nosso caso – o projeto de qualidade – a demanda era ainda mais complexa. Queríamos saber quais eram os problemas e as causas que poderiam ser considerados itens A em suas respectivas categorias, para que sobre estes pudéssemos concentrar nossos esforços de melhoria.

Enquanto é relativamente simples fazer um levantamento em uma farmácia para identificar os itens A – mesmo que esse trabalho jamais tenha sido feito (basta tomar os registros de compras ou consumo de certo período e ordenar os resultados, pois *as bases de dados para isso existem*) –, é bastante complicada a tarefa de levantar informações precisas sobre eventos que normalmente não são objeto de registro, tais como tempo de espera do paciente para ser atendido, atraso no envio de documentos para o setor de Contas Médicas ou erros de arquivamento no Setor de Arquivo Médico e Estatística (Same).

Nesse momento, foi preciso contar com a visão, experiência e criatividade da equipe de qualidade de cada hospital, que precisou criar as ferramentas e os instrumentos que permitissem, nos prazos disponíveis, buscar os dados necessários à análise de cada situação, respeitados os preceitos de representatividade e relevância acima discutidos, para identificar os pontos nos quais deveriam ser concentrados os esforços para *de fato* produzir melhoras nos processos.

Não bastava planejar as informações necessárias à análise e criar os instrumentos de coleta de dados; foi preciso engajar as pessoas de diferentes setores para que passassem a fazer os registros desejados, de forma competente e precisa, colaborando com o objetivo geral e sem receio de serem expostas eventuais fraquezas de seus setores ou serviços.

Os resultados foram positivos, depois de vencer diversas barreiras em cada instituição, e todas as equipes conseguiram chegar a seus informes estatísticos, decompondo atividades de setores em ações individuais de pessoas, e de cada uma delas mensurando frequência e tempo de espera e processamento, para identificar quais dos problemas inicialmente assinalados de fato eram importantes, quais eram os gargalos de cada processo e onde concentrar as ações.

Diagnóstico *versus* tratamento

Esta fase analítica nada mais foi que a anamnese complementada por alguns exames específicos, que permitiram a nossos analistas estabelecer o diagnóstico do processo sob "intervenção", identificando o que ia bem e o que podia ser melhorado.

Conhecidos os problemas, debatidas suas causas, competia estabelecer o plano de ação, o "tratamento".

É natural que para cada problema podem ser aplicados diferentes remédios em função da experiência anterior existente, dos recursos disponíveis, dos prazos concedidos para implantar a solução pretendida, etc.

No meio da saúde é comum muitas das causas de problemas serem apontadas como vinculadas à falta de recursos, humanos, materiais ou físicos (especialmente em serviços voltados essencialmente à clientela do SUS, cujas baixas tarifas pouca margem deixam para superar padrões mínimos).

Os processos de qualidade, evidentemente, não podem prescindir inteiramente desse tipo de consideração, mas em diversos casos os resultados se devem muito mais ao modo de trabalhar do que a investimentos, à postura profissional do que ao recurso. Isso fica muito claro em funções que envolvem o trato direto com o público, onde muitas vezes é mais relevante a maneira de atender a uma solicitação do que o tempo do atendimento, preponderando a atenção humana sobre a presteza.

Aos olhos do paciente o bom médico é aquele que lhe dedica atenção, que transmite segurança e calor humano, sua presença em muito contribuindo para o sucesso da terapia. Atenção, segurança, carinho, calor humano... nada disso requer investimentos institucionais, apenas profissionais motivados e que gostam do que fazem.

No caso dos projetos de qualidade de nosso programa, a "terapia" de cada situação envolveu um *mix* de mudança de postura com atualização de recursos em conjuntos de fatores indissociáveis para que os objetivos fossem plenamente atingidos.

Como ocorre nos problemas de saúde, a mera identificação do mal não assegura sua cura. É preciso dispor dos medicamentos e da atenção profissional qualificada para que a plena recuperação possa ser atingida. Assim também nos projetos de qualidade usualmente é preciso ter recursos adequados para analisar situações e diagnosticar males, além dos recursos técnicos, materiais e humanos para promover a recuperação de uma saúde abalada.

Em nosso projeto, as equipes próprias dos hospitais participantes tinham papéis mistos, algumas vezes buscando diagnosticar problemas e em outras auxiliando as equipes funcionais de cada área a implantar as soluções definidas, enquanto o consultor do processo aportava o conhecimento técnico facilitador do trabalho.

Dessa forma conseguiu-se aliar o objetivo de transferência de tecnologia – capacitando as equipes participantes do programa nas ferramentas de qualidade – com a efetiva solução de problemas existentes na organização *pelos próprios participantes das equipes selecionadas*, contando com o suporte do consultor para solução de dúvidas e aporte de conhecimentos específicos que facilitaram o trabalho.

Esse tipo de experiência, em termos de aprendizado, é muito mais rico que o simples treinamento conceitual ou estudo de casos teóricos. O participante tem de incorporar a base conceitual que lhe foi transmitida e aplicá-la em situações reais de sua empresa, muito mais dinâmicas do que os *cases* didáticos, uma vez que na vida real existem reações a cada tipo de ação praticada, personalidades, apoios e barreiras visíveis e ocultos, recursos efetivamente restritos, etc. – e, principalmente, o aluno terá de conviver dali para a frente com a solução que idealizou e implantou, beneficiando-se dos acertos e sofrendo com as falhas do projeto.

Efeito demonstração

Não é só este o vínculo com a vida real. No escopo do programa Senac/Vanzolini, as pessoas e projetos selecionados tinham a atribuição de atuarem como nódulo central de difusão da qualidade, da qual deveriam ser os vetores na organização.

Além do impacto pessoal de sucessos ou insucessos, portanto, esses programas piloto tinham a responsabilidade pelo prosseguimento da cultura de qualidade em cada entidade, podendo seu fracasso como projeto individual resultar em atraso ou mesmo alijamento da filosofia de qualidade, como em muitos hospitais já havia acontecido anteriormente.

É sabido que são muito maiores as dificuldades para recuperar um cliente que passou por experiências negativas do que para capturar um novo cliente, cuja expectativa se baseia em elementos menos palpáveis do que a lembrança de fracassos passados.

Tanto para as equipes de cada hospital como para o consórcio Senac/Vanzolini, o sucesso dos projetos era um objetivo inquestionável, pois era a vitrine do programa para o público interno e externo, constituindo forte apoio para futuras "vendas".

Os resultados de modo geral foram alentadores, tanto em termos de atingir os propósitos específicos de cada projeto – redução de falhas, minimização de demoras, etc. – como em termos da evolução no relacionamento entre pessoas e áreas, de modo unânime considerada um largo passo no sentido da profissionalização.

RESUMO

O encerramento do 5-S correspondeu à uniformização de conceitos e visualização do potencial de resultados práticos do programa. Em seguida, passou-se ao programa de trabalho nas áreas e processos selecionados em cada hospital.

O desenho do programa – e o contrato com os estabelecimentos participantes – previa que seriam trabalhados quatro processos em cada hospital, sendo os processos de escolha do contratante. A escolha natural eram as áreas onde se observavam mais problemas, para os quais se buscavam soluções urgentes.

Um cuidado tomado para conciliar os propósitos de apoio didático e a solução prática foi dar preferência a trabalhos em áreas meio, uma vez que os resultados de áreas-fim muitas vezes dependem de áreas meio, devendo o processo de solução desdobrar-se em todos os setores eventualmente envolvidos com o problema e, portanto, com sua solução.

Os enunciados dos problemas pareciam claros a quem os selecionou, aparentemente suficientes para dar início ao trabalho de busca de soluções. Para a equipe de qualidade, no entanto, era preciso detalhar esse enunciado em uma caracterização mais específica do problema, delimitando sua ocorrência e abrangência. Isso, na maioria dos casos, demandou a obtenção de dados estatísticos que não estavam disponíveis nos informes usuais do hospital, sendo necessário implantar um sistema de coleta de dados por um período suficiente para permitir a avaliação da situação.

A partir da base de dados obtida, foram utilizadas diferentes ferramentas de suporte, tais como:

- o Diagrama de Ishikawa, posicionando de forma sistemática as ações envolvidas com o processo, identificando problemas e buscando suas causas;
- curvas ABC e princípios de Paretto para dimensionar a relevância dos problemas como subsídio à priorização das áreas de ação.

Conhecidos os problemas e suas causas, passou-se ao debate das soluções possíveis diante das características operacionais e limitações orçamentárias existentes (embora a qualidade, diferentemente de outras áreas, possa ter projetos implantados e resultados alcançados em muitos casos de forma absolutamente desvinculada de recursos monetários, especialmente quando se trata de mudar atitudes e o modo de fazer as coisas — o que é particularmente relevante nas áreas que envolvem o atendimento ao público).

Todo esse trabalho foi executado em grupo e de forma interativa, com o engajamento da equipe do hospital e orientação dos consultores, visando à transferência e ao domínio do uso da tecnologia. A responsabilidade dos executores transcendia a mera implantação de seus projetos, uma vez que atuavam como vitrines do programa, devendo os módulos piloto servir de paradigma para a avaliação das possibilidades de sucesso na implantação da qualidade em todo o hospital. O fracasso seria o provável atestado de óbito da continuidade da implantação em outras áreas do mesmo estabelecimento e o vetor do descrédito do sistema.

Questões críticas para implantar projetos de qualidade

25

O exemplo deste programa pioneiro do Senac São Paulo, em parceria com a Fundação Vanzolini, levanta muitos pontos essenciais para a reflexão de quem pensa em implantar programas de qualidade no setor de saúde.

Expectativas

O primeiro ponto a considerar é o que se pretende alcançar com o projeto: se é a solução imediata de problemas operacionais, talvez o melhor caminho não seja esse.

O projeto de qualidade deve ser entendido como um investimento de retorno a médio e longo prazos, com um período de maturação mínimo de um a dois anos. (É importante lembrar que o projeto Senac/Vanzolini se desenvolveu ao longo de um ano, restrito a quatro processos por hospital, demandando considerável tempo adicional para que seja implantado em todo o hospital.)

Qualidade também não pode ser vista como uma panaceia para todos os males da organização. Sua indicação é para a mudança de postura das pessoas, com a qual se alavancam resultados para a organização.

Nessa linha, é claro o benefício, melhorando a comunicação entre pessoas e áreas, estimulando o trabalho em equipe e o compartilhamento de responsabilidades e resultados, e o engajamento coletivo para atingir objetivos que passam a ser comuns.

Recursos

O projeto de qualidade tende a ser encarado como uma atribuição adicional das pessoas que já têm seus dias tomados por outras funções, parecendo, em um primeiro momento, que a qualidade, entendida como mudança de postura, é algo simples e natural, que não demanda nenhum recurso especial. Ledo engano.

Um projeto de qualidade consome tempo e recursos, exigindo levantamentos de informações que envolvem a implantação de sistemas de registro e análise de dados, requer tempo para avaliar alternativas de solução de problemas identificados e muitas vezes exige recursos – físicos, materiais ou financeiros – para a implantação das soluções desejadas.

Pensar que esse tipo de trabalho é simples e rápido, sem que seja preciso contar com o tempo de pessoas qualificadas e orçamentos específicos, pode condenar o projeto ao fracasso.

É natural que a primeira pergunta que vem à mente do interessado seja:

▶ Se é assim, qual montante de recursos devo prever para um projeto de qualidade completo?

Infelizmente a resposta não é tão simples e cristalina – cada caso é um caso, cada organização diferente da outra, cada situação com suas particularidades.

Apesar de não ser possível antecipar valores, pode-se sugerir a análise de que valores poderão estar envolvidos, destacando-se:

▶ **O projeto requer um líder, um responsável,** que terá no mínimo metade de seu tempo tomado pelo programa – em certas ocasiões talvez 100% de seu dia dedicado ao projeto. Temos aí dois custos: a) o primeiro é o uso do tempo dessa pessoa, que desejavelmente deve ser algum funcionário razoavelmente graduado da organização para que tenha conhecimento, livre trânsito, respeitabilidade e autoridade para interagir com todas as áreas eventualmente envolvidas; e b) o segundo é um suporte funcional ao primeiro, uma vez que pelo menos metade de seu tempo será tomado pelo projeto, demandando alguma cobertura para que sua área funcional não seja prejudicada.

▶ **Serão necessárias diversas reuniões de equipes específicas,** para as quais se pode contar com um mínimo de tempo equivalente a um dia integral por semana (as reuniões tendem a não tomar menos do que duas a três horas, eventualmente meio período) –, e novamente teremos o custo direto do tempo dessas pessoas e a cobertura de suas atribuições funcionais regulares.

- **Não é um pré-requisito indispensável,** mas a disponibilidade de uma sala com uma mesa de reunião e um microcomputador auxilia significativamente a operacionalização do projeto.
- **É preciso ter em mente que a implantação de programas** de qualidade envolve o domínio de algumas técnicas específicas, que vão desde a análise de problemas (em muitas instâncias com suporte de levantamentos estatísticos de séries históricas) até o conhecimento de normas técnicas. O acesso a esse tipo de conhecimento pode ser obtido por meio de bibliografia, mas todos sabemos das limitações de referências de literatura como ferramenta prática à implantação de novas tecnologias. Assim sendo, é desejável que se preveja a participação de algumas pessoas da organização em cursos de informação e eventualmente de formação nos temas da qualidade, ou, ainda, que se defina a participação de uma consultoria externa para assumir esse papel de transferência tecnológica (corresponsável pelo sucesso do programa).
- **Ainda nessa linha, é importante ter em mente** que a mudança de postura é um processo lento, que se desenvolve ao longo de vários anos, demandando reforços externos que estimulem as pessoas a levarem adiante suas (boas) intenções. Esses reforços podem vir tanto de programas de treinamento/motivação (por exemplo, o 5-S, muito utilizado como instrumento de conscientização inicial) como do desenvolvimento de sistemas de avaliação de desempenho e de reconhecimento de resultados que contemplem não apenas o cumprimento das atribuições funcionais regulares do funcionário, mas também seu desempenho estratégico.
- **Dependendo da natureza e complexidade** da organização, bem como da abrangência dada ao projeto, equipamentos especiais poderão ser necessários para a solução de alguns problemas específicos cuja natureza seja eminentemente tecnológica (em outras palavras, existem problemas que vão além da boa vontade das pessoas, demandando a atualização tecnológica).
- **Obtém-se o mais amplo sucesso** de um programa de qualidade quando seus benefícios são reconhecidos não apenas pelo público interno, mas também pelo externo, particularmente a comunidade médica, os clientes (empresas de seguro-saúde e outros convênios) e os usuá-

rios (pacientes). Assim sendo, é preciso antecipar um plano de comunicação eficiente para a divulgação dos resultados alcançados por meio do *marketing* do projeto, capitalizando os benefícios potenciais para a imagem da instituição.

Organização interna

Um projeto de qualidade, embora seja cada vez mais visto como um elemento essencial para a valorização da empresa diante de seu mercado,[10] dificilmente pode ser implantado em uma empresa que não tenha uma razoável organização e formalidade nos procedimentos.

Esse fato é sobejamente conhecido no meio industrial, onde as diferentes normas ISO, especialmente das séries 9000 e 14000, definem uma série de padrões de organização e operação das principais áreas da empresa, como almoxarifado, inspeção/controle de qualidade, etc.

O argumento de que tais normas não podem ser aplicadas ao meio hospitalar em vista de suas características e complexidade, vinculadas principalmente à pouca ou nenhuma repetibilidade de serviços ou produtos, não tem sustentabilidade, pois suas áreas operacionais devem obedecer a rotinas que podem ser bastante bem delimitadas, especialmente no que se refere à segurança contra infecções hospitalares, limpeza, asseio, precisão nos registros, disponibilidade e atualização de recursos técnicos, formação e atualização dos conhecimentos profissionais da equipe técnica, conforto ao paciente, estatísticas confiáveis, etc.

Se é verdadeiro esse raciocínio, não podemos imaginar que teremos irrestrito sucesso na implantação de um programa de qualidade em uma organização sem controles eficientes (ou no mínimo registros confiáveis) ou com graves problemas ou deficiências na estrutura de recursos humanos. A casa deve estar razoavelmente em ordem para que possamos aprimorar sua operação.

---

[10] A existência de programas ou certificados de qualidade tende, a médio prazo, a deixar de ser um fator de diferenciação da empresa, produto ou serviço, passando a se constituir em elemento imprescindível para a presença no mercado: quem não tiver um certificado de acreditação pelo agente verificador aceito simplesmente será alijado do mercado.

Momento da organização

A qualidade pode constituir a alavanca para a integração de equipes de trabalho e para a mudança do ritmo da organização.

Sua implantação, no entanto, tende a ser dificultada por um momento muito crítico da empresa, especialmente no tocante à solvência (mal tão comum em nosso meio hospitalar, no qual os níveis de remuneração dos serviços – especialmente pelo SUS – são tão pouco vinculados aos custos reais da prestação dos serviços): se a empresa tem problemas para pagar funcionários e atrasa sistematicamente a quitação de débitos perante seus fornecedores, dificilmente encontrará na equipe a motivação e o engajamento para esse tipo de trabalho, que demanda maior empenho e identificação das pessoas com os objetivos da organização e, principalmente, cujos resultados materiais não são colhidos a curto prazo.

Evidentemente não é impossível conseguir engajar ou motivar as pessoas nos períodos de crise da organização, mas os riscos de insucesso nesse esforço são maiores – e o insucesso de um programa de qualidade mal implantado em um momento será uma forte barreira futura para quaisquer outros programas sob o mesmo título, esbarrando os esforços positivos no eterno argumento derrotista do:

"– *Ah! Isto já foi tentado no passado, mas (aqui) não dá certo!*".

Engajamento da diretoria

Esse tipo de esforço tem de ser compartilhado por todos os níveis da organização – em um primeiro momento, algumas pessoas ou áreas até podem não se sentir prontas a ingressar nesse esforço, mas nunca o corpo diretivo, a quem cabe a responsabilidade indelegável de tomar as decisões que mudam o curso da organização, prover os recursos envolvidos e promover eventuais ajustes de rota ao longo do projeto.

Se o programa emanar da base da organização sem contar com o efetivo suporte da cúpula, seu sucesso será na melhor das hipóteses parcial, pois também na cúpula é preciso mudar a postura, e a primeira atitude de um efetivo espírito de qualidade é compartilhar a responsabilidade pelo sucesso futuro da empresa, assegurando a sustentabilidade e a coerência de iniciativas emanadas de todos os níveis da hierarquia funcional.

RESUMO

Os programas de qualidade realizados no escopo deste projeto trazem alguns pontos essenciais à reflexão de quem pensa em desenvolver um trabalho similar:

- **Expectativas** – um programa dessa natureza não pode ser iniciado pensando em retornos imediatos – trata-se de um projeto de médio/longo prazo, que requer um período de maturação de um a dois anos.
- **Recursos** – um projeto complexo, como o de qualidade, dificilmente pode ser implantado sem que haja disponibilidade de recursos materiais, humanos e técnicos adequados. Destaca-se a necessidade de um líder capacitado (que terá dedicação de parcela considerável de seu tempo ao projeto), de pessoas de várias áreas que deverão ter pelo menos o tempo equivalente a um dia por semana para dedicação ao programa, um local de trabalho próprio, o domínio de algumas técnicas, a implantação de sistemas de coleta de dados e um programa de comunicação voltado ao público interno e externo.
- **Organização interna** – a implantação de um programa de qualidade demanda um mínimo de organização interna, com registros confiáveis, disciplina e vontade de mudar.
- **Momento da organização** – uma empresa que enfrenta situação crítica dificilmente conseguirá dispor dos recursos técnicos e materiais necessários para engajar as pessoas e lhes oferecer os elementos críticos ao seu trabalho.
- **Engajamento da diretoria** – um programa da envergadura e profundidade do projeto de qualidade não pode se desenvolver sem que tenha o apoio formal da diretoria, uma vez que altera o rumo de desenvolvimento da organização, e demanda o envolvimento de todos, podendo exigir recursos importantes.

Resultados 26

A esta altura, acho que já temos um conjunto de informações acerca de uma experiência vivida que pode nos permitir avaliar o que se pode esperar – e o que *não* se deve esperar – de um programa de qualidade em nosso meio hospitalar.

Sabemos das deficiências de qualificação profissional comum no meio da saúde, conhecemos a baixa capacidade de oferecer remuneração competitiva com outros setores (especialmente em estabelecimentos dependentes do SUS), temos clara a falta de estatísticas e de dados detalhados e confiáveis que subsidiem análises de situações e convivemos com os problemas estruturais e culturais vigentes no meio hospitalar brasileiro, os quais discutimos amplamente.

A primeira e fundamental lição que a experiência do Senac nos traz é a clareza em relação ao prazo de desenvolvimento de um projeto dessa natureza. Não podemos especificar um tempo-padrão desejável ou recomendável, pois cada organização tem sua natureza e cultura próprias, e pessoas com diferentes graus de motivação e engajamento; mas é certo que não se trata de um programa rápido.

Esperar sua conclusão – se é que se pode caracterizar um ponto final em um projeto de qualidade – em menos de um ano nos parece incompatível com a natureza das atividades envolvidas.

Por outro lado, este, como qualquer outro projeto, não pode se desenvolver sem alguns marcos temporais preestabelecidos, pontos formais de controle e avaliação nos quais a equipe responsável deve ter cumprido certas etapas do caminho. A falta de um cronograma com certeza deixará as atividades do projeto com baixo grau de prioridade em face das demandas do dia a dia de cada um, comprometendo a implantação do programa.

Cada hospital, como qualquer outra instituição, tem uma miríade de problemas ou situações que poderiam ser melhorados de alguma forma. A expectativa de que o programa de qualidade seja a solução mágica para que se chegue à perfeição, tendo uma organização impecável e sem necessidade de quaisquer outros ajustes, é pouco realista. Conforme discutimos anteriormente, vivemos em um meio extremamente dinâmico, onde permanentemente surgem inovações importantes, que tornam obsoletos do dia para a noite processos e procedimentos há muito consagrados, sendo impossível, do ponto de vista técnico e financeiro, que qualquer hospital esteja sempre absolutamente atualizado no que há de mais moderno. A desatualização parcial é, portanto, característica permanente na área da saúde (como em tantas outras).

O que existe de permanente e imutável em um hospital – e, portanto, deve ser este o eixo principal de qualquer trabalho – é, de um lado, um paciente que entra pela porta em busca de cuidados técnicos competentes e conforto humano que o ajudem a aliviar sua dor e, de outro, uma equipe de pessoas que tomaram a si a responsabilidade de prover o paciente de tudo que puderem para ajudá-lo a preservar ou restabelecer sua saúde, com os meios mais custo-efetivos.

Como suporte a essas relações pessoais e profissionais existe todo um aparato administrativo e tecnológico que viabiliza a qualidade técnica e a resolutividade, demandando permanentes investimentos materiais, científicos e tecnológicos.

A essa visão bastante simplista agrega-se a maior dificuldade, o desafio condicionante do resultado: motivar a equipe profissional do hospital a trabalhar integrada para cuidar do paciente como se fosse seu próximo, sem prejuízo do nível técnico do serviço prestado.

É um objetivo primordial, porém difícil de ser mensurado, estando talvez claro na consciência de cada um se deu de si tudo aquilo que poderia dar, mas não para o gestor do sistema, que terá de inferir a qualidade do atendimento a partir de indicadores os mais variados.

De outro lado, existe uma série de resultados objetivos, claros e mensuráveis que concernem a produtividade, grau de desperdício, erros ou falhas em processos e procedimentos, que complementam os resultados do trabalho.

Também esses elementos, para se transformarem em parâmetros de avaliação e gestão, requerem um sistema estruturado que mensure a evolução de indicadores relacionados a cada uma das variáveis consideradas, permitindo ajustes e revisões de meios ou resultados sempre que desvios em relação às expectativas iniciais forem apurados.

É importante ter em mente que a natureza desses elementos ligados à produtividade e à eficiência é importante porém acessória, ou seja, pouco vale termos um hospital tecnicamente impecável se faltarem ao paciente e a seus familiares o calor humano, o apoio emocional, a sensação de que quem trata de seus males compartilha sua dor, importando-se em aliviá-la.

O objetivo maior deverá estar na operação estruturada sob os princípios da qualidade, correspondendo às expectativas de todos os intervenientes no sistema, ou seja, competência técnica e humanidade para o paciente, ambiente de trabalho e base tecnológica atualizada para o médico, custo-efetividade para quem paga a conta e liderança nos esforços para a preservação da saúde em relação à comunidade.

O elemento mais importante para que sejam alcançados os resultados de qualidade desejados é a atitude da equipe.

RESUMO

A experiência vivida ao longo deste projeto permite criar parâmetros realistas acerca de programas de qualidade no meio de saúde brasileiro, especialmente quanto ao que não se deve esperar.

Vivemos em um setor que de modo geral é carente de recursos e, portanto, tem baixo poder de atração de profissionais qualificados, não dispõe de estatísticas confiáveis e tem sérios problemas estruturais e culturais.

Essas circunstâncias, aliadas à própria natureza do trabalho, indicam que a resposta não poderá ser rápida, devendo seguir um cronograma preestabelecido com pontos formais de controle.

De outra parte, não se pode esperar que um programa de qualidade seja uma panaceia milagrosa, capaz de solucionar a miríade de problemas que existem na operação rotineira de qualquer hospital.

Da mesma forma, não se pode esperar um ponto final definitivo, no qual a qualidade estará perfeita e nada mais precisará ser mudado. O meio e a atividade são dinâmicos, exigindo permanentes ajustes no que se faz e como as coisas são feitas – à medida que evolui a oferta, aumentam as expectativas da demanda, em um processo interminável.

O que existe de permanente e imutável é a essência da atividade. Sempre temos um doente chegando ao estabelecimento de saúde em busca de apoio técnico especializado, carinho e compreensão para recuperar a saúde abalada, ou para prevenir o seu abalo futuro. Esse paciente entra no sistema sempre confiante, em muitas ocasiões literalmente depositando sua vida nas mãos dos profissionais que o atendem.

O foco principal da qualidade não pode passar ao largo dessa relação; idealmente esse paciente deve ser acolhido e atendido como se fosse o pai ou o filho do profissional que o atende, recebendo sempre o melhor de sua capacidade técnica e solidariedade humana.

Índice geral

Acesso ao prontuário, 27

Agradecimentos, 9

Apresentação, 11

Assimetria de informação e conflito de interesses, 23

Ciclo da qualidade no sistema de saúde, 51

Como pesquisar, 138

Comunicação interna, 126

Conceito de causa (O), 69

Conclusão, 129

Conhecendo o problema, 134

Contexto brasileiro (O), 91

Diagnóstico *versus* tratamento, 145

Diagrama de Ishikawa, 139

Dimensão justa, 65

Efeito demonstração, 147

Engajamento da diretoria, 153

Esforços e resultados, 128

Estilo gerencial, 124

Expectativas, 149

Gente, 57

Gurus da qualidade (Os), 61

Impacto sobre a qualidade, 89

Localização do problema, 68

Momento da organização, 153

Motivações econômicas e modelos, 33

Nota do editor, 7

Organização interna, 152

Paretto e curvas ABC, 143

Problemas e causas: quais são importantes?, 142

Problemas operacionais, 127

Problemas, problemas, problemas... E a qualidade?, 79

Problemas *versus* projetos: a dimensão tempo, 75

Processo analítico (O), 65

Programa 5-S: a experiência do Senac/Vanzolini (O), 123

Programa 5-S: conceitos (O), 119

Programa de qualidade (O), 103

Proposta (A), 105

Qualidade da solução, 70

Qualidade na atenção individual *versus* qualidade no sistema de saúde, 39

qualidade no sistema de saúde, 39

Qualidade: processo dinâmico, 47

Qualidade? Que qualidade?, 13

Qualidade *versus* padronização, 19

Questão do envelhecimento (A), 43

Questões críticas para implantar projetos de qualidade, 149

Reação interna, 124

Recursos, 149

Relações entre profissionais da saúde (As), 95

Relações entre profissionais e empresas (As), 83

Representatividade, 137

Resultados, 155

Segunda etapa: a certificação de processos, 133

Seleção de áreas, 133

Senac e a qualidade (O), 97

Solucionando o problema, 70

Terceirização, quarteirização, descentralização... Parceria, 85

Usuário *versus* prestador: espiral inflacionária, 24

Usuário *versus* segurador: sobrecarga do sistema e custos excessivos, 25